五豆补五脏

超便捷的五脏调养方

吴军华　闫珊珊　刘文　主编

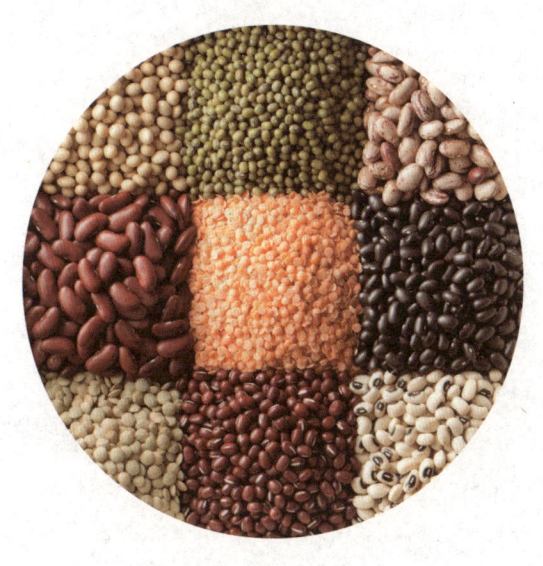

天津出版传媒集团

天津科学技术出版社

图书在版编目（CIP）数据

五豆补五脏：超便捷的五脏调养方 / 吴军华，闫珊珊，刘文主编. -- 天津：天津科学技术出版社，2025.
2. -- ISBN 978-7-5742-2742-2

Ⅰ. R247.1

中国国家版本馆CIP数据核字第2025RV7931号

五豆补五脏：超便捷的五脏调养方
WUDOU BU WUZANG：CHAOBIANJIE DE
WUZANGTIAOYANG FANG

策划编辑：吴文博
责任编辑：田　原　梁　旭
责任印制：兰　毅

出　　版：	天津出版传媒集团
	天津科学技术出版社
地　　址：	天津市西康路35号
邮　　编：	300051
电　　话：	（022）23332392（发行科）23332377（编辑部）
网　　址：	www.tjkjcbs.com.cn
发　　行：	新华书店经销
印　　刷：	北京兰星球彩色印刷有限公司

开本710×1000　1/16　印张10.5　字数120 000
2025年2月第1版第1次印刷
定价：89.00元

前 言
foreword

中医的基础理论之一，就是天人合一。并由此建立起阴阳五行学说和脏象学说，从而确立了天人相应的传统中医营养观。

五豆补五脏，正是在此理论基础上编写而成的。

本书为您详尽介绍了五种最常用豆类的传统功效、营养价值、医疗应用与食谱药膳，可供广大读者日常保健参考阅读，是您营养食疗健康长寿的必备工具书。

绿豆补肝： 肝者将军之官，其色在青，五行属木，绿豆补之。清热解毒，下火消暑，常食能帮助排泄体内毒素，促进机体正常代谢。

红豆补心： 心者君主之官，其色在赤，五行属火，红豆补之。利尿、解酒、解毒，对心脏、肾病水肿均有一定调节作用。

黄豆补脾： 脾者后天之本，其色在黄，五行属土，黄豆补之。益气补虚，健脾宽中，优质蛋白，常食可延缓衰老，适用于面色无华身体羸弱之人。

白豆补肺： 肺者相傅之官，其色在白，五行属金，白豆补之。提升免疫，恢复肺病，高钾低钠。

黑豆补肾： 肾为先天之本，其色在黑，五行属水，黑豆补之。补肾益精，活血养阴，强壮筋骨，安神明目。

目 录
contents

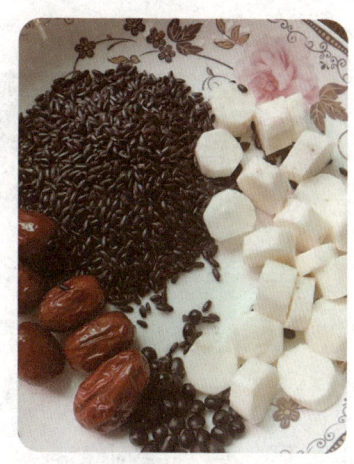

第一章 天人相应的传统中医营养观　1

一、阴阳学说　2
二、阴阳学说与人体　3
三、五行学说　5
四、五行生克　6
五、食物偏性　8
六、健康在于平衡　9
七、五行与五脏　11
八、五味与五脏　14
九、食药一体的中医营养观　15

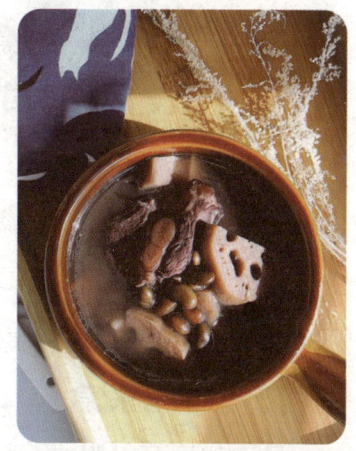

第二章　五行、五色与五豆　17

一、肝为将军之官其色在苍　18
二、心为君主之官其色为赤　20
三、脾为后天之本其色在黄　22
四、肺为相傅之官其色在白　23
五、肾为先天之本其色在黑　26

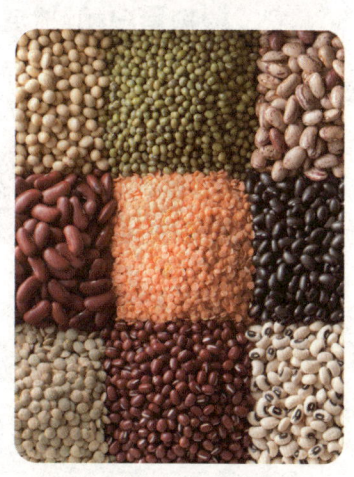

第三章
豆类营养价值与现代研究　　29

　　一、关于豆类食材　　30

　　二、豆类的营养价值　　31

　　三、豆类的抗营养因素　　32

　　四、豆制品制作　　33

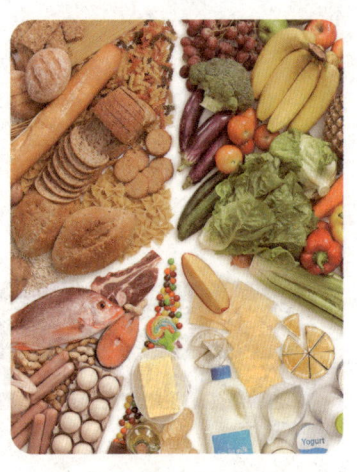

第四章
风靡世界的植物蛋白饮食法　　39

　　一、什么叫优质蛋白质　　40

　　二、缺乏蛋白质的影响　　41

　　三、优质蛋白质在哪里　　42

　　四、趋势与来源　　44

　　五、杂豆可以当主食　　45

　　六、植物蛋白和动物蛋白孰优孰劣　　46

　　七、豆制品也要换样吃　　47

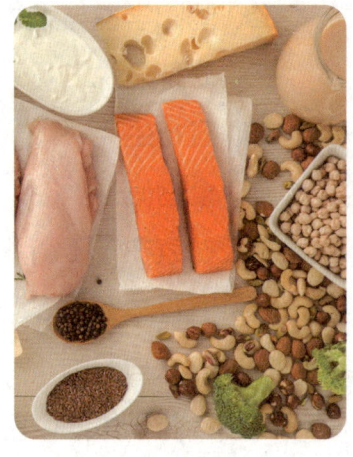

第五章　绿豆补肝　　53

　　一、药食同源话绿豆　　54

　　二、中医药对绿豆的认知　　55

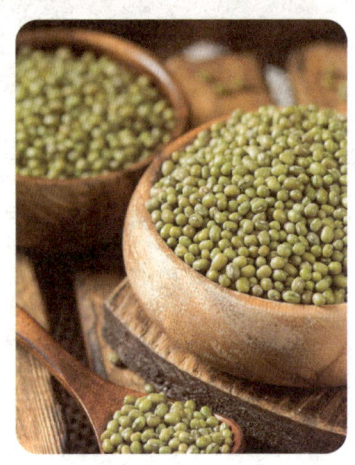

三、民间绿豆的效方验方　　56
四、绿豆的现代药理研究　　57
五、绿豆营养食疗　　59
六、绿豆汤膳食疗　　64
七、绿豆粥类食疗　　74

第六章　红豆补心　　79

一、红豆概述与营养　　80
二、红豆的食疗功效　　80
三、红豆选购、存储与注意事项　　81
四、中医药对红豆的认知　　82
五、红豆的现代药理研究　　84
六、红豆的临床应用　　85
七、红豆补心主食　　86
八、红豆补心食疗　　91
九、红豆营养粥　　99
十、红豆营养汤膳　　103

第七章　黄豆补脾　　107

一、豆中之王话黄豆　　108
二、中医药对黄豆的认知　　109

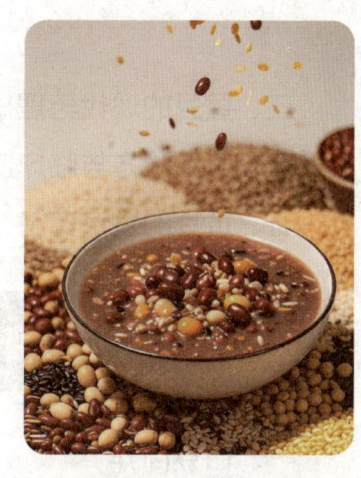
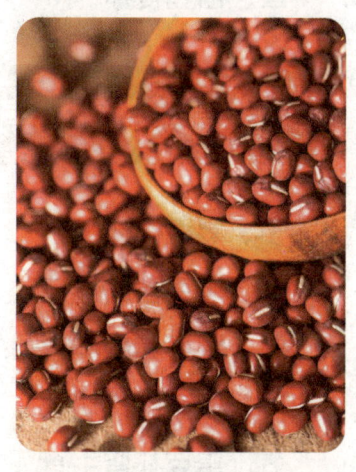
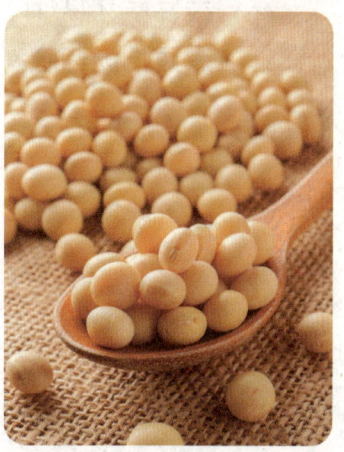

三、黄豆的现代药理研究　　110
四、黄豆验方与临床应用　　111
五、黄豆的食疗药膳　　113

第八章　白豆补肺　　123

一、白豆简介　　124
二、白豆食疗　　125

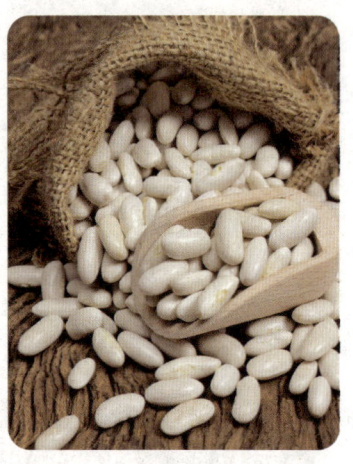

第九章　黑豆补肾　　131

一、黑豆概述　　132
二、黑豆营养价值　　132
三、黑豆养颜美容　　133
四、黑豆医疗功效　　135
五、黑豆补肾主食　　137
六、黑豆营养食疗　　140
七、黑豆粥汤药膳　　150

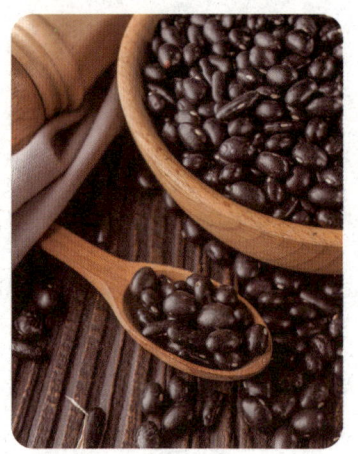

第一章
天人相应的传统中医营养观

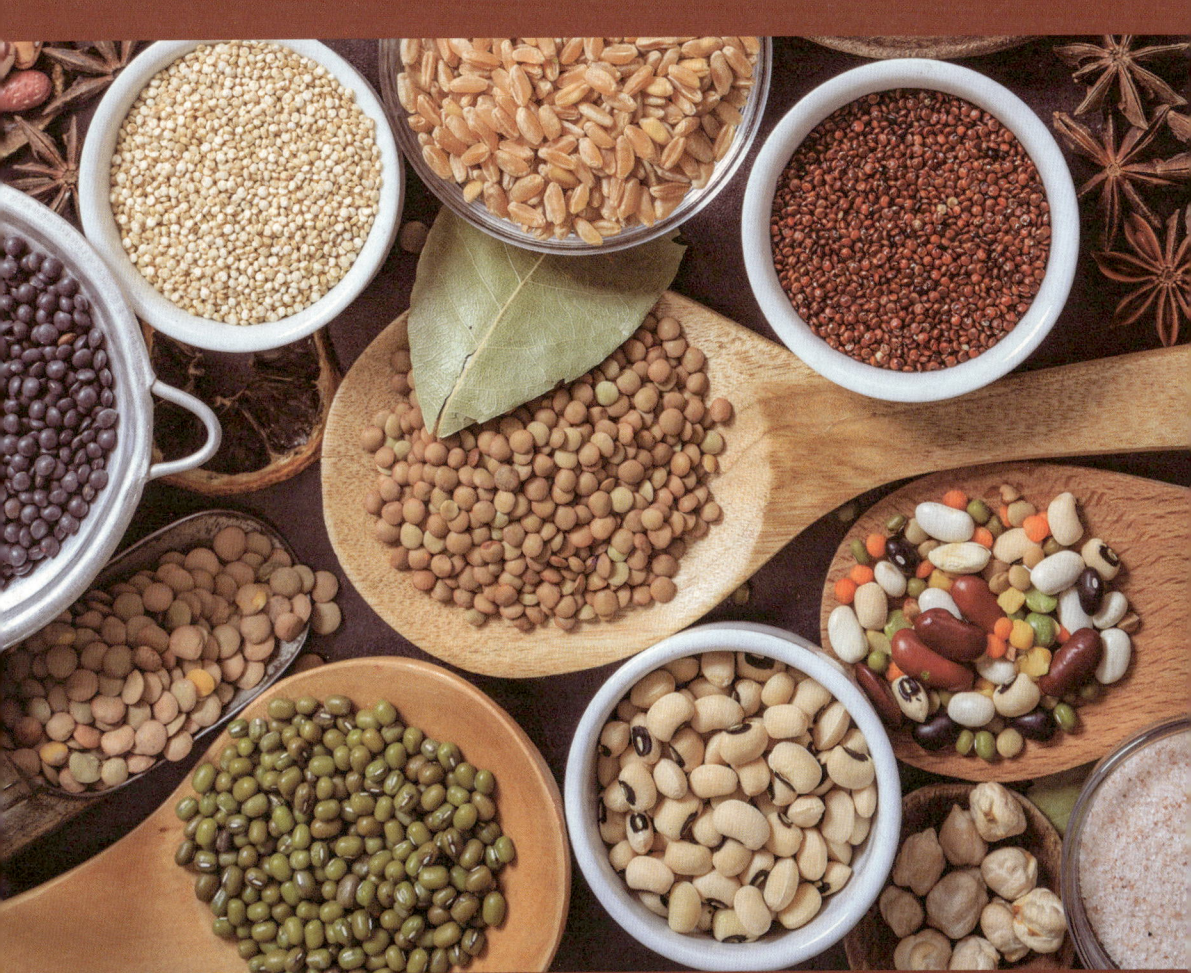

五豆补五脏：超便捷的五脏调养方

一、阴阳学说

中医，是很讲究天人合一的，认为人与自然相通应。并由此建立起了以阴阳五行学说为指导、以脏象学说为核心、以经络学说为基础的调理阴阳、食药一体的传统中医营养观。

四时阴阳变化在一日昼夜晨昏之中也能体现出来。《灵枢·顺气一日分为四时》说："以一日分为四时，朝则为春，日中为夏，日入为秋，夜半为冬。"人体与此相应，自身之阳气也有着生、长、化、收、藏的规律变化。养生应根据一日之中的"春、夏、秋、冬"和十二个时辰来进行。

《内经》讲，人禀天地之气生，四时之法成。还讲，春夏养阳，秋冬养阴。

中医是很讲究顺应自然，天人合一的，所以要顺着季节气候来调养身体。顺为养，逆为练，才能有更好的效果。

阴阳，是古代哲学的一对重要概念，是用以认识世界和解释世界的一种世界观和方法论。《内经》说："阴阳者，有名而无形"，说明阴阳是一种属性概念，不代表某种具体事物。《内经》非常重视阴阳学说，认为任何事物内部无不存在着相互对立的两个方面，这两个方面的对立统一运动，是事物变化和发展的动力。

《内经》中讲："阴阳者，天地之道也，万物之纲纪，变化之父母，生杀之本始，神明之府也"。所以中医认为，阴阳就是这个世界的一般法则和规律，是万物生长消亡变化的纲领。阴阳二气的对立统一运动，才产生了万物。且阴阳也是一切事物新生和消亡的根本，是自然界万物运动变化的内在动力。

阴阳学说，作为我国古代的哲学理论，具有朴素的唯物辩证法思想，它贯穿于中医学理论体系的各个方面,同时在饮食养生营养食疗中,也得到了非常广泛的应用。

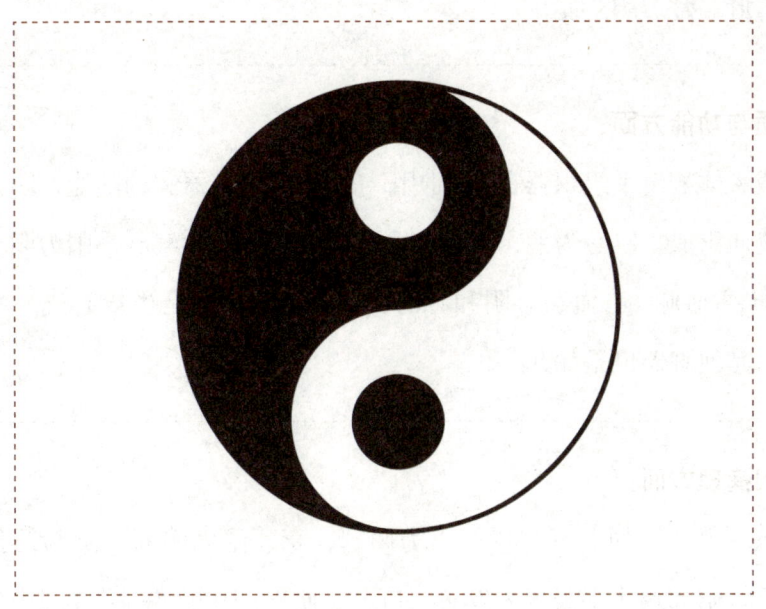

阴阳图

二、阴阳学说与人体

人体结构方面:

《内经》中说:"人生有形,不离阴阳。"从部位上看,上部、外部、背部为阳。下部、内部、腹部为阴。头为阳,足为阴。胸为阳,腹为阴。体表为阳,内脏为阴等等。

五豆补五脏：超便捷的五脏调养方

组织器官方面：

六腑为阳，五脏为阴。气为阳，精血和津液为阴。在五脏中，心、肺为阳（居上），肝、肾为阴（居下）。

物质与功能方面：

构成人体的每个组织器官又分阴阳。阳表示组织器官的功能，阴则为组织器官的物质组成。以心为例，推动心血向全身运行的心气、心阳为阳，代表了心的功能 主血脉；心血、心阴和心的实质器官为阴，是生成心气、心阳的物质基础。其他脏器也是如此。

病因病理方面：

中医六邪中，风、暑、燥、火为阳邪，寒、湿为阴邪。阳邪易犯上，阴邪易侵下。阳邪致病多表现为发热、口渴、便燥；阴邪致病多表现为畏寒、疼痛。正常情况下，人体内阴阳应处于相对平衡状态。这种平衡一旦失调就会出现阳亢或阴盛现象。通常的表现是："阳胜则热"和"阴胜则寒"。也会出现"阳虚则外寒"，"阴虚则内热"的情况。

八纲辨证方面：

以阴、阳、表、里、寒、热、虚、实为八纲，而实际上这八纲中，也是以阴阳为总纲。因为其中的表、热、实可归为阳，里、寒、虚可归为阴。

中医药理方面：

中医用"四气五味"来给药物定性。四气包括寒、热、温、凉。五味包括酸、苦、辛、甘、咸。四性中的寒、凉属阴，温、热属阳，五味也是。根据中医"寒者热之""热者寒之""虚则补之""实则泻之"的治疗原则,热证(阳)用寒凉药(阴),寒证(阴)用温热药(阳),虚证(阴)用补益药(阳),实证用泻散药(阴)。但在实际临床上,由于病情多变,治法也会随之改变。辨证用药千变万化。当然,单纯用阴阳来概括复杂的病因病理、治法用药尚不全面,如今,不仅要采用传统的中医理论,还要结合现代医学诊疗知识。

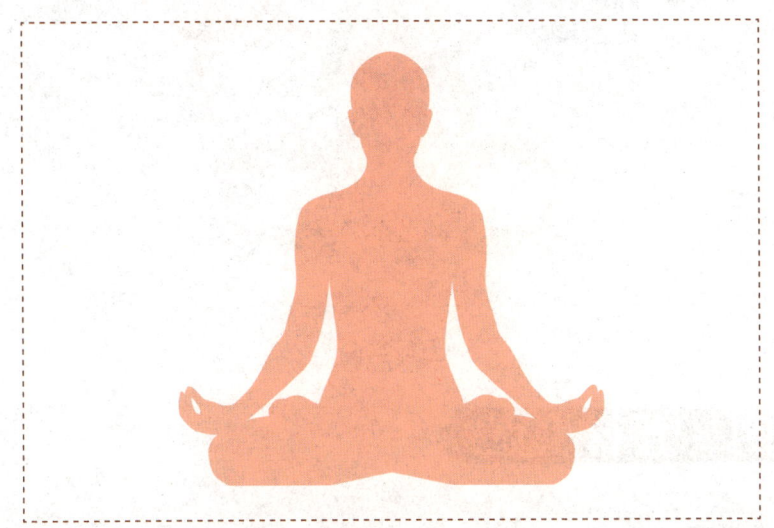

阴阳学说与人体

三、五行学说

五行是指木、火、土、金、水五种物质的功能。并在古人天人合一的基础上,与五季五脏等一一对应。

古人就是用分析各种事物的五行属性,研究事物之间相互联系的系统法则。并借助取象比类的方法,阐述人体脏腑组织之间、脏腑组织与自身体质之间的生理病理复杂关系及人体与外界环境的密切联系。五行学说和阴阳学说一样，从一开始就着眼于事物的矛盾运动和变化。

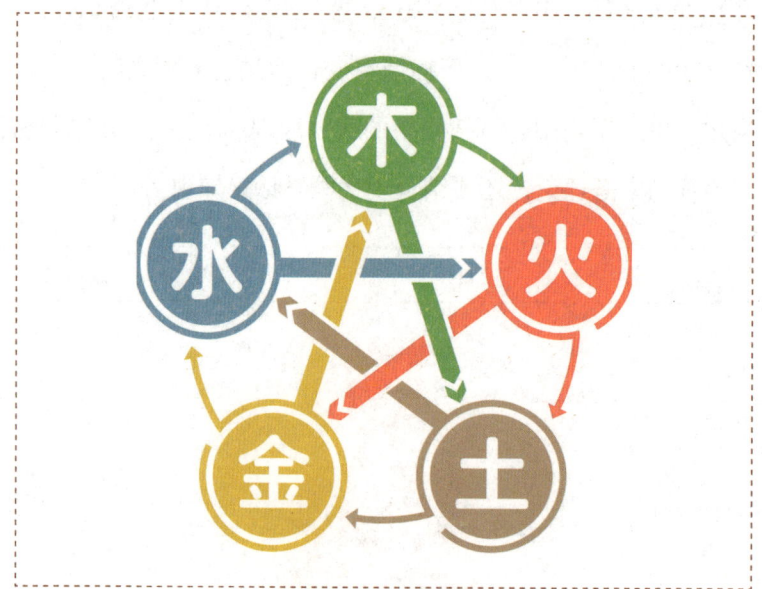

五行学说

四、五行生克

相生关系：木生火。火生土。土生金。金生水。水生木。

木生火：肝木济心火。肝藏血，心主血脉，肝藏血功能正常有助于心主血脉功能正常发挥。

火生土：心火温煦脾土。心主血脉，主神志，脾主运化主生血统血，心功能正常，血能营脾，脾才能发挥主运化、生血、统血功能。

土生金：脾土助生肺金。脾能益气化生气血，转输精微以充肺气，促进肺气功能使之宣肃正常。

金生水：肺金养肾水。肺主清肃，肾主藏精，肺气肃降有助于肾藏精、纳气和主水之功。

水生木：肾水滋肝木，肾藏精，肝藏血，肾精可化肝血，以助肝功能的正常发挥，自古肝肾同源。

相克关系：木克土。土克水。水克火。火克金。金克木。

木克土：肝属木，木克土，临床上肝郁克制脾土的例子很多，本来是脾胃的问题，但深入一看，是因为肝郁引起的。

土克水：即脾土能制约肾水，如脾土的运化正常，就能防止肾水的泛滥和各类水肿问题。

水克火：肾属水，心属火，水克火。即肾水能够制约心火，如肾水上济于心，可以防止心火之亢烈。

火克金：肺属金，心属火，火克金，即心火能够制约肺金。如心火之阳热可抑制肺气清肃之太过。

金克木：肺气太过，有时候会影响肝气。宣肺，可以疏肝。

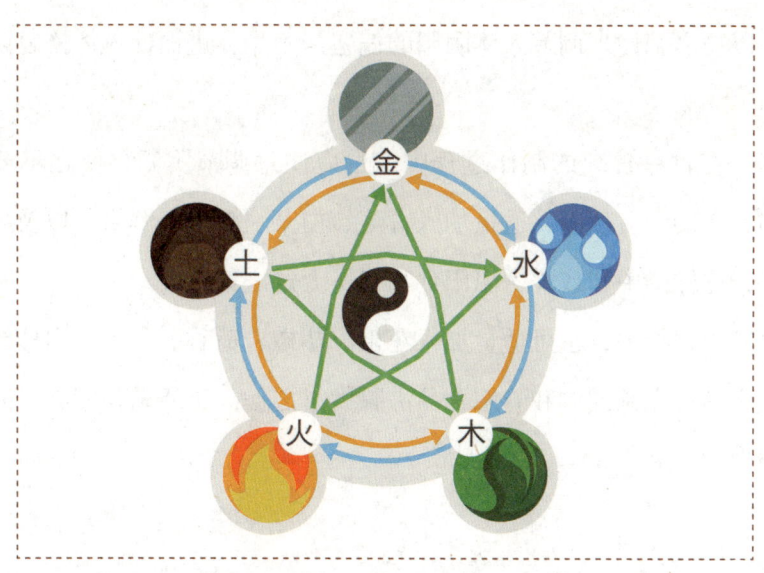

五行生克

五豆补五脏：超便捷的五脏调养方

五、食物偏性

经过长期的生活经验和积累，人们逐步总结了一些食物的性质。

凡是能够减轻或消除热证的食物都属于寒性或凉性，如平素经常吃到的肉类中的鸭肉，菜类中的黄瓜，以及水果类西瓜和梨等。寒性食物、凉性食物皆属于阴，因为阴代表着向下、沉静、黑暗、寒冷、内向的一方。属阴的食物就可以治疗热证，如苦瓜可以治疗暑热内、梨汤可以滋阴润燥祛热。

相对应的，凡能够减轻或消除寒证的食物则属于温性或热性食物，如羊肉、狗肉、丁香、生姜等，皆属于阳。因为阳代表着向上、主动、光明、炎热、外向的一方。一般来说，属阳的食物可以治疗寒证，如羊肉可以治疗怕冷、手脚冰凉等。这就是进入冬季，大家都喜欢吃涮羊肉的原因。

总之在日常生活中，要根据阴阳偏盛的具体情况，分别选用寒、热及平性之食物，以物之偏性来调节人体阴阳的偏盛与不足，进而使人体恢复阴阳平衡的状态。

此外，在食品食疗的制作过程中，也应注意调节阴阳，使之不要寒热过极。例如，在助阳食品中，适量加入青菜、白菜、冬瓜、鲜果汁以及各种瓜类甘润之品，这样能中和或柔缓温阳食物辛燥太过之偏。

而在养阴食物中，也可适量加入花椒、胡椒、荷香、干姜、肉桂等辛燥调味品，这样则可克制或调和养阴食品滋腻太过之偏。正所谓补阳必于阴中，补阴必于阳中。

第一章 天人相应的传统中医营养观

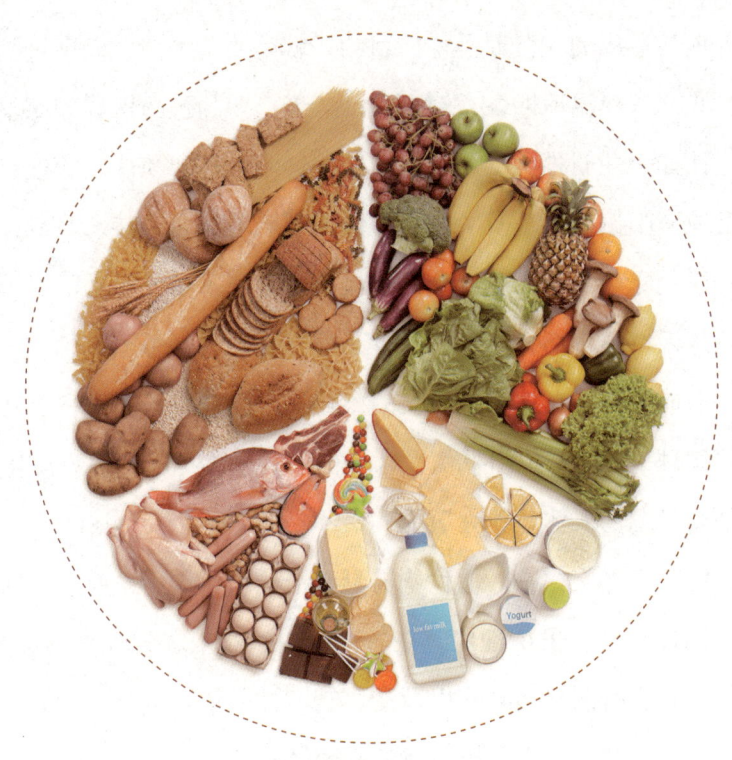

食物偏性

六、健康在于平衡

所谓健康，就是人体的阴阳平衡。人体的阴阳是相对动态平衡的，如果日常吃的食物过凉或过热，则会打乱阴阳的这种协调关系，影响人的身体健康，长此以往就会生病。

由于人们体质和生活习惯的不同，饮食温度也要顺应个体差异。如有的人稍进温热食品即大汗淋漓；而有的人在进食较热食品后则会自觉胸腹舒畅、身体舒适。而有的人则稍进些寒凉食品则脘腹部冷痛不舒、四肢不温、腰背酸楚。而有的人则在吃了寒凉食物后自觉神清气爽、体态安和。这些都是由于体质的偏寒与偏热造成的。营养食疗的目的，就是要调平衡，以免过则为灾。

通过食物的寒热温凉四性，对妇、幼、老、弱的预防保健和康复，有一定积极意义。比如小儿属稚阴稚阳之体，纯阴纯阳，易寒易热，故饮食寒热不可过，以免造成阴阳偏盛或不及。妇女在经期及胎前产后等特殊时期，饮食更应寒热适中，以免寒凝气滞，造成痛经、经闭、宫寒不孕或胎动不安等病症。有慢病的中老年人，脾胃消化功能弱，食品应温暖熟软，忌寒凉黏硬，以免影响消化吸收，造成人体精、津、气、血的生化不足而造成营养不良。

中医养生理论认为：阴阳平衡是人体健康的基本标志。只有脏腑经络气血处于总体平衡状态，人体才能健康无病，不易衰老。

在中医传统养生文化中，饮食调养具有十分重要作用，而这种饮食调养的指导原则，同样是阴阳平衡理论。在古代养生家看来，各种食物和中药一样，具有寒、热、温、凉四性之异，以及酸、苦、甘、辛、咸五味之分。如果食物的性味配合得当，则有助于保持人体的健康。

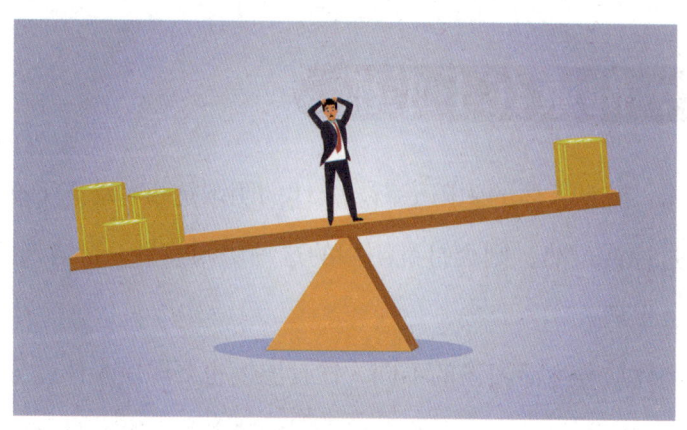

健康在于平衡

七、五行与五脏

木对应春天属肝脏

春天和风煦日,万物复苏,正是草木生发的时机。日出东方,与木相似。古人称"木曰曲直"。"曲直",实际是指树木的生长形态,为枝干曲直,向上向外周舒展。因而引申为具有生长、生发、条达舒畅等作用或性质的事物,均归属于木。属木的器官是肝、胆、眼睛。属木的情志是怒。属木的味道是酸味。属木的食物是青色食品。为什么绿豆补肝,就是这个道理。

火对应于夏天属心脏

火具有温热上升的特性,因而引申为具有温热、升腾作用的事物,均归属于火。属火的情志是喜。属火的味道是苦味。属火的食物是赤色食品。夏天是一年中最热季节,心属火,火性很热而且向上蔓延。这时候容易上火心绪不宁,所以夏季最重要的是养心。根据五行相克原理,肾克制心火,冬季好好补肾是个有远见的方法。红豆补心。养心最好吃些赤色食物。

土对应于长夏属脾脏

土代表气的平稳运动。有四季而有四行,但夏天和秋天之间有个过渡,因此便有了土。古人称"土爱稼穑",是指土有种植和收获农作物的作用,因而引申为具有生化、承载、受纳作用的事物,均归属于土。故有"土载四行"和"土为万物之母"之说。

属土的时令是长夏。这是指在夏天中干热过去,开始下雨的这段时间。也

五豆补五脏：超便捷的五脏调养方

有人说是夏至之后的时间段为长夏。此时暑热多湿，正是万物蔬果生长的时期，与土性相应。属土的器官是脾、胃、口。属土的情志是思。属土的味道是甘味。属土的食物是黄色食品。黄豆补脾胃。

长夏多雨，是一年中最湿的季节。湿气过多会伤脾胃，脾胃受伤则影响食欲，所以盛夏季节我们总是没胃口。这时候在饮食上就要"多甘多苦"，多吃甜的食物能补充脾气；按五行来讲，属火的心滋养属土的脾，多吃苦味强心的结果也是健脾。

土系器官出现问题，可对应食用黄色食物。脾、胃在人体中扮演着养分供给者角色，它们调理好了，你的气血才会旺盛。

金对应于秋季属肺脏

金属秋天。落西风，草木开始枯萎，很容易让人因时伤感，心情抑郁。悲属金。金与肺同源，过度悲伤就会造成肺损伤。

金系食物对应的主要是白色食物。它们性情偏平、凉，能健肺爽声，还能促进肠胃蠕动，强化新陈代谢，让肌肤充满弹性与光泽。

古人称"金曰从革"。"从革"是指"变革"的意思。引申为具有清洁、肃降、收敛等作用的事物，均归属于金。

属金的时令是秋季。秋天西风萧瑟，万物凋敝，符合金性。属金的器官是肺、大肠、鼻。属金的情志是悲。属金的味道是辛味。

属金的食物是白色食品。秋天最应该保养的是肺，最容易出现的病痛是咳嗽。白豆补肺。

水对应于冬季属肾脏

水对应于冬天。代表气体向下的运动方式。北方寒冷与水相似。古人称

第一章 天人相应的传统中医营养观

"水曰润下",是指水具有滋润和向下的特性,引申为具有寒凉、滋润、向下运行的事物,均归属于水。属水的时令是冬季。冬季万物蛰藏,冷气袭人,冰封大地,与水相合。

属水的器官是肾、膀胱、耳。属水的情志是恐。属水的味道是咸味。属水的食物是黑色食物。所以说黑豆补肾。

多吃黑色食物,这些食物对应的是肾脏及骨骼,能帮助与肾、膀胱、骨骼关系密切的新陈代谢正常,使多余水分不积存在体内造成体表水肿,有强腰壮骨的作用。

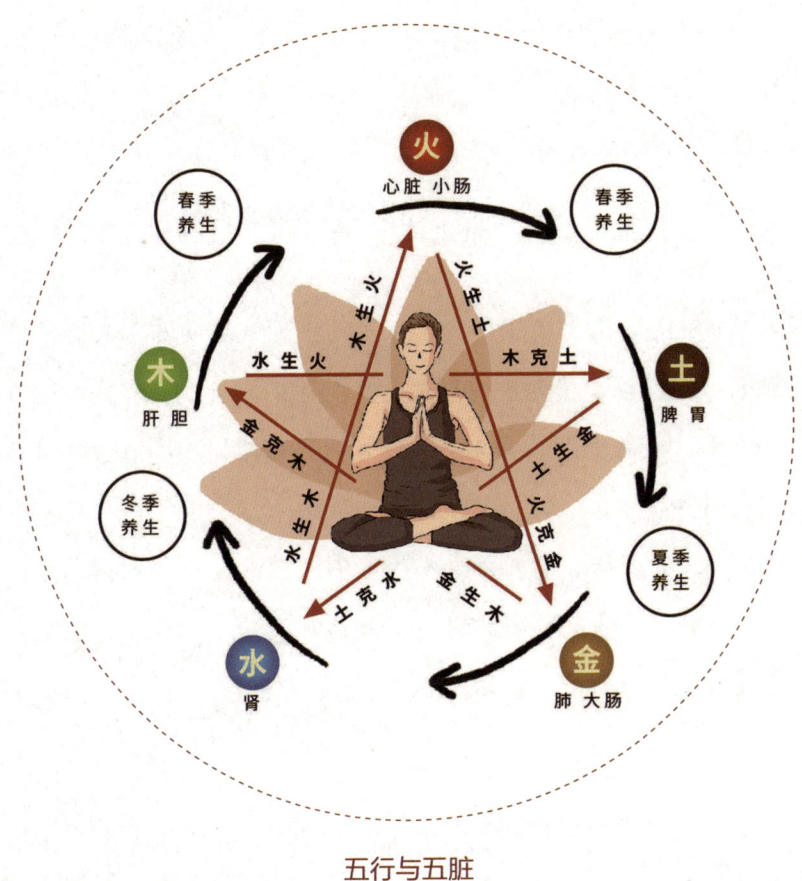

五行与五脏

五豆补五脏：超便捷的五脏调养方

八、五味与五脏

酸入肝：酸味食物有增强消化功能和保护肝脏的作用。常吃不仅可以帮助消化，杀灭胃肠道内的致病菌，还有预防感冒、降血压、软化血管之功效。以酸味为主的酸梅、石榴、西红柿、橙子均含有各类维生素，对防癌、抗衰老、防止动脉硬化有一定作用。

苦入心：古有"良药苦口"之说。中医学认为苦味食物能泄、能燥、能坚阴，具有除湿和利尿作用。如苦杏仁、苦瓜等，常吃能防止毒素积累，防止各种疮毒症和上火症。

甘入脾：味甘的食物可以补养气血、补充热量、解除疲劳、调和肠胃，还具有缓解痉挛的作用。如红糖、龙眼肉、米面食品等，都是补甘食物的不错选择。

辛入肺：中医学认为辛味食物，有发汗、理气之功效。人们常嘱的葱姜蒜、辣椒、胡椒等辛味为主的食物，既能保护血管，还有宣散血气、疏经通络的作用，经常食用，可预防感冒。但患有便秘、痔疮、神经衰弱者不宜长期食用。

咸入肾：咸为五味之冠，百吃不厌。中医学认为咸味食物，有调节人体细胞和血液渗透、保持正常代谢功效。咸味有泄下、软坚、散结和补益阴血等作用。如盐、海带、紫菜等都属于咸味食品。

九、食药一体的中医营养观

《内经》认为，掌握机体阴阳盛衰的变化规律，围绕调理阴阳进行食补养生，以使机体保持"阴平阳秘"，是食疗理论的核心。如《素问·至真要大论》指出："谨察阴阳所在而调之，以平为期。"

传统食疗可概括为补虚和泻实两大方面。例如，益气、养血、滋阴、助阳、填精、生津诸方面可视为补虚；而解表、清热、利水、泻下、祛寒、祛风、燥湿等方面则可视为泻实。或补或泻，无一不是在调整阴阳，以平为期。

食物同药物一样，是古代劳动人民在长期的生活实践中为生存、繁衍的需要，从众多的动、植物中筛选出来的。古人其实早已充分注意到饮食与治病的关系了，早就有"医食同源"、"药食同源"的说法，后世医家及著作又进一步丰富、发展了该理论，形成了以中医基础理论为指导，具有鲜明中医特色的中医食疗营养学，整体中医营养观。

在具体进行食疗中，因为食物与药物性能相通，来源一样，均属天然产品，具有同一的形、色、气、味、质等特性，因此《内经》非常强调食药一体、药食同用，即将食物与药物相结合，进行食疗搭配和药食调制。但一定要辨证准确，不能"治寒以寒，治热以热"。也正如古人所说的：以温热食物来治疗火热内盛的疾病，犹如负薪救火，愈演愈烈。以寒凉食物来治疗阴寒偏盛的疾病，则犹如雪上加霜。

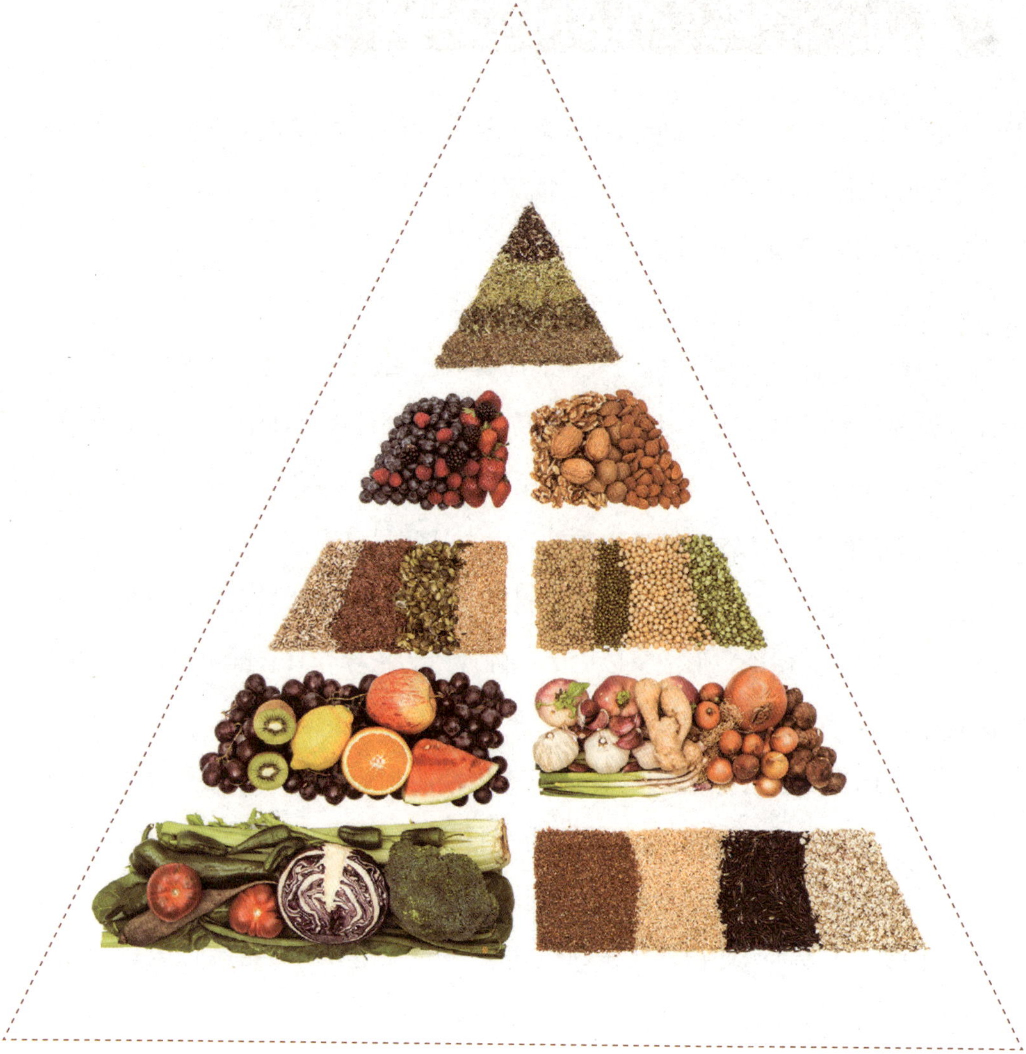

五豆补五脏：超便捷的五脏调养方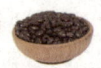

食药一体的中医营养观

第二章

五行、五色与五豆

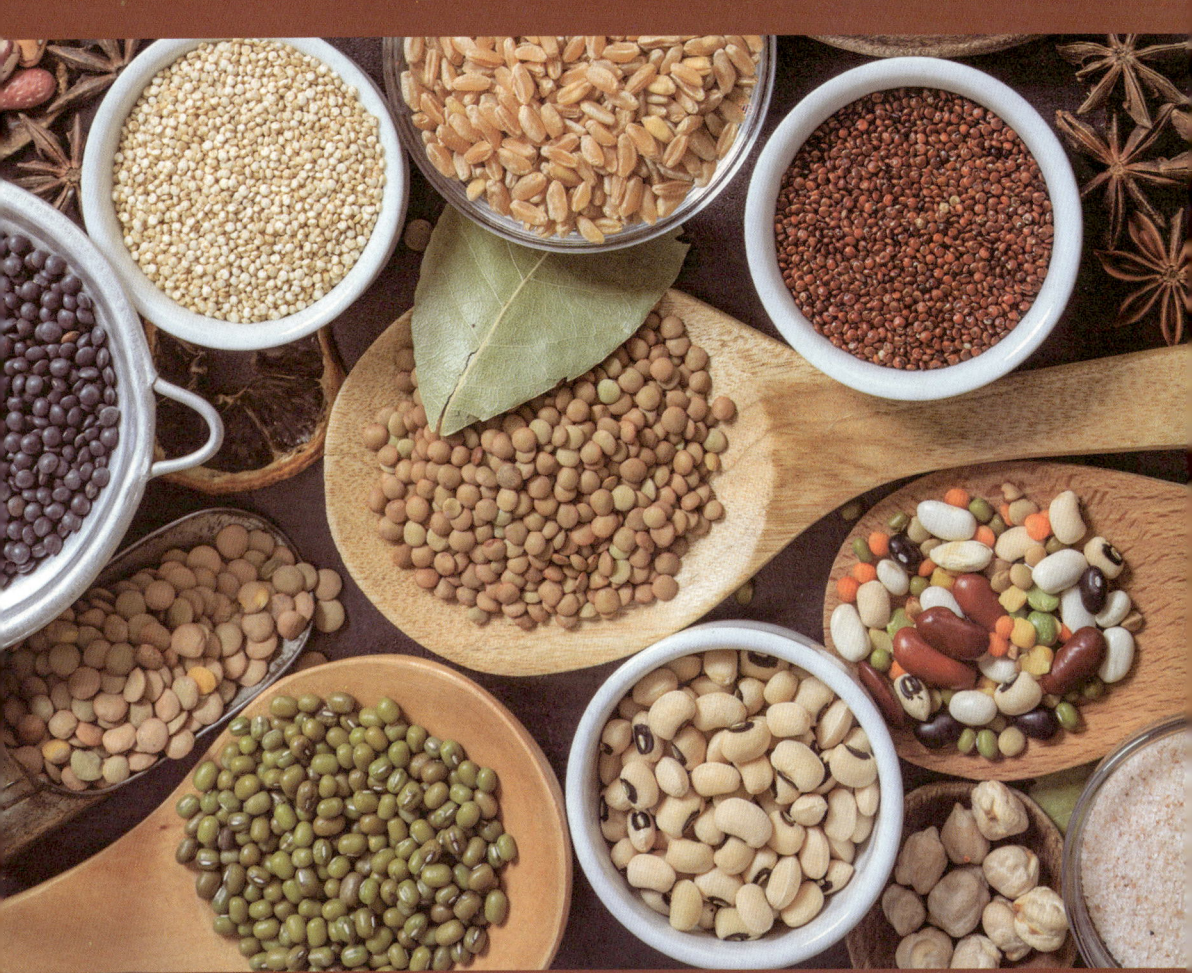

五豆补五脏：超便捷的五脏调养方

一、肝为将军之官其色在苍

在我国传统的医学宝库中，食品治疗与食物养生有一整套学说与千百年经验，其中对食物的"色"与养生之关系也是早有论述和研究。中医学认为，食物除了有寒、热、温、凉四气和酸、苦、甘、咸、辛这五味之外，还有青、赤、黄、白、黑这五色。她们的规律是：青色入肝，赤色入心，黄色入脾，白色入肺，黑色入肾。

以将军的性格来比喻肝脏功能。苍，青色，肝在五色为苍。大部分蔬菜都拥有绿色的能量，可以维持人体酸碱度，而且提供大量的纤维素，有助于清理肠胃。心理方面，绿色的食物可舒缓压力及头痛等相关病痛。

"三天不吃青，两眼冒金星。"这虽然只是一句民间俗语，但却反映了一个颠扑不破的真理，那就是人的健康需要自然界土生土长的绿色蔬菜。

绿色象征着生命。绿色蔬菜中含有人们所需要的多种营养物质。特别需要指出的是，几乎所有的绿色蔬菜都或多或少具有抗癌作用。

近年来，由于受到"三高"饮食带来的健康问题困扰，人们又提出了"饮食回归自然"。无非是尽量摄取低盐、低糖、低脂肪、低热量的食物，而要多吃高纤维素的蔬菜与水果，口味力求清淡自然。

在美国，许多饭店正在竭尽全力向顾客提供低脂肪、低盐和低热量食物。采用新鲜绿叶蔬菜、未加工水果及其他蔬菜的餐馆随处可见，吸引了越来越多的顾客。

我国古代的养生家一直提倡"饮食回归自然"，希望采摘的新鲜蔬菜，完全保持田园风味。如今，保持食品"纯洁"已成为一个紧迫问题。另外，食品

第二章 五行、五色与五豆

在储运过程中发生霉变,也成为致癌一大因素。所有这一切,都向我们敲响了警钟!

所谓"饮食回归自然",就是提倡人们选用新鲜的、没有受到污染的蔬菜、瓜果以及野菜、野果、野味。例如,与荒凉土地结伴相依的野生沙棘,其果实中维生素C的含量是苹果的400倍、葡萄的200倍、橘子的20倍、山楂的14倍、猕猴桃的2~8倍。这样营养丰富的野果,在人们的餐桌上还不应多摆上一些吗?

中医学认为,肝主春,即人体五脏之一的肝脏是与春季相应的。若肝脏功能失常,适应不了春季的气候变化,就会在以后出现一系列病证,特别是精神病及肝病患者易在春夏之季发病。俗话说:"菜花黄,痴子忙。"据统计,精神病发病率以3—4月份最高,这是季节对机体影响的一种反应。中医所说的"春宜养肝"的道理就在于此。

而且据现代前沿研究,五高慢病的根本病因,也与肝功能下降有密切关系。

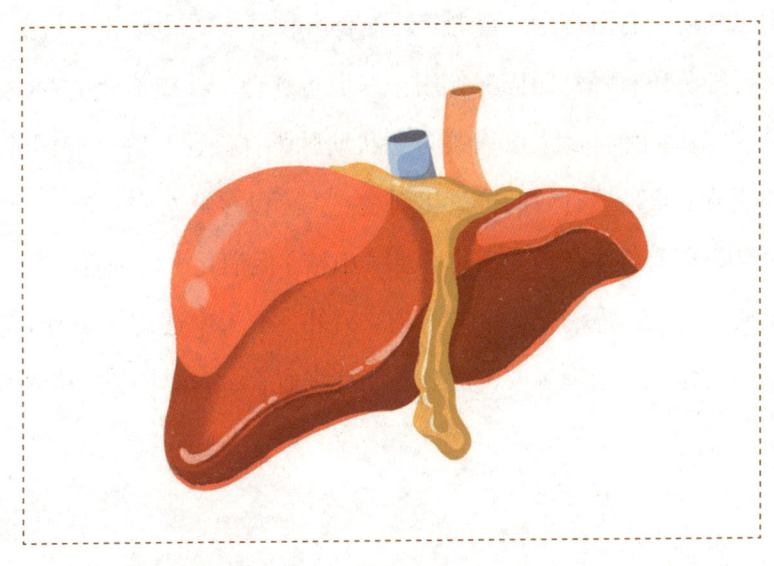

肝

五豆补五脏：超便捷的五脏调养方

二、心为君主之官其色在赤

君主就是古代帝王。由于心统领周身血气之运行，制使四肢百骸之活动，为五脏六腑之大主，故比喻为"君主"。

心在五色为赤色。红色的食物有助于减轻疲劳，并且有驱寒作用，可以令人精神抖擞，增强自信及意志力，使人充满力量。不过进食过量，会引起不安、心情暴躁、易怒，所以要适可而止。

中医讲究"五色入五脏"而"红色是补心的"。冬季是心脑血管疾病的高发季，因而冬季多吃一些红色食物不但能御寒，还有保护心血管作用。

红色蔬菜如西红柿、红薯、红椒。西红柿降血脂。西红柿含有丰富维生素和番茄红素。番茄红素能抗氧化，保护低密度脂蛋白免受氧化破坏，从而降血脂，预防心脑血管疾病。红薯通便降胆固醇。红薯含有大量膳食纤维，能刺激肠道，增强蠕动，通便排毒。对老年性便秘有较好疗效。

另外，红薯还有降低胆固醇作用。红椒防衰老，红椒是维生素C含量非常高的蔬菜。丰富的维生素C可以预防冠状动脉粥样硬化，降低胆固醇。另外，红椒中的胡萝卜素是最有效的抗氧化剂之一，可以缓解人体衰老。

红色水果还有红果、红枣等。红果（山楂）促消化、降血压。山楂中含有多种有机酸，可以促进消化，调节血脂。另外，红果中还富含胡萝卜素、山楂素等三菇类烯酸和黄酮类等有益成分，能舒张血管、营养心肌，调节血清胆固醇和血压。

第二章 五行、五色与五豆

红枣补血抗衰老： 红枣主要功能为补中益气。红枣富含钙和铁，对防治贫血有重要作用。常食用大枣可以缓和脾胃不和、身体虚弱等症状。民间还有"一日吃三枣，终身不显老"的说法。

红色饮料： 红酒、红茶。红酒可防止动脉粥样硬化，红酒中的多酚类物质具有较强的抗氧化作用，能抑制血管生长因子，避免动脉硬化。冬季适当喝点红酒，有扩张血管作用，对预防心脑血管疾病有一定好处，但要避免过多饮用。

红茶促进血液循环： 红茶中富含微量元素，可以帮助胃肠消化、促进食欲。红茶中的钾可以促进血液循环，有增强心功能作用。国外的临床研究表明，红茶中含有茶多酚、儿茶素等多种植物化合物，经常喝红茶可以有效降低心血管疾病发生风险。

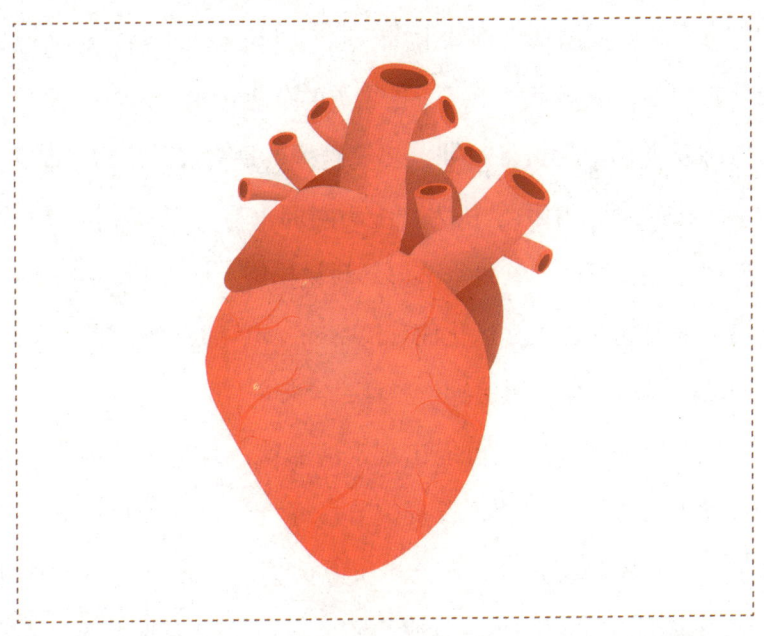

心

三、脾为后天之本其色在黄

中医学称脾胃为后天之本,这是因为"胃者,五脏六腑之海,水谷皆入于胃,五脏六腑皆禀气于胃"。脾胃是生命的源泉,人体所有脏腑、组织、器官皆需要脾胃供给的各种营养素。

若脾胃虚衰,不能消化吸收饮食水谷,则人体所需要的营养素就得不到及时补充,便会出现贫血、营养不良、水肿、气短、头晕、四肢无力等各种各样的疾病。

因土色黄,故脾在五色为黄,黄色应脾,所以面色暗沉发黄的人,可辅以黄色味甘的食物,如胡萝卜、蛋黄等。

黄色的食物能帮助培养人开朗的心情,更可以强化消化系统与脾脏,清除血液中的毒素,令皮肤变得细致滑嫩。同时可让人集中精神,所以,阅读时别忘了喝杯甘菊茶,或吃点粟米、果仁之类的黄色小食。

中医称夏末秋初为长夏时期,其气候特点是多湿,所以《理虚元鉴》特别告诫说"长夏防湿"。中医学认为,湿为阴邪,易伤阳气。因为人体后天之本脾脏喜燥而恶湿,所以,长夏季节湿邪最易伤害人体脾脏,一旦脾阳为湿邪所遏,则可导致脾气不能正常运化而气机不畅,可见脘腹胀满、食欲不振、大便稀溏,四肢不温,口甜苔腻等症。

若脾气升降失司,则还可能出现水液滞留,常见水肿形成、目下呈卧蚕状,也可见下肢肿胀。因此,长夏季节最好少吃油腻食物,多吃清淡易于消化的食物,如元代著名养生家丘处机所说:"温暖,不令大饱,时时进之……其于肥腻当戒。"这里还指出,饮食也不应过凉,因为寒凉饮食最能伤脾的阳气，造成脾阳不适。此外，由于消化功能减弱，一定要把好"病从口入"这一关，不吃腐烂变质食物不喝生水，生吃瓜果蔬菜一定要洗净，应多食清热利湿食物，使体内湿热之邪从小便排出。

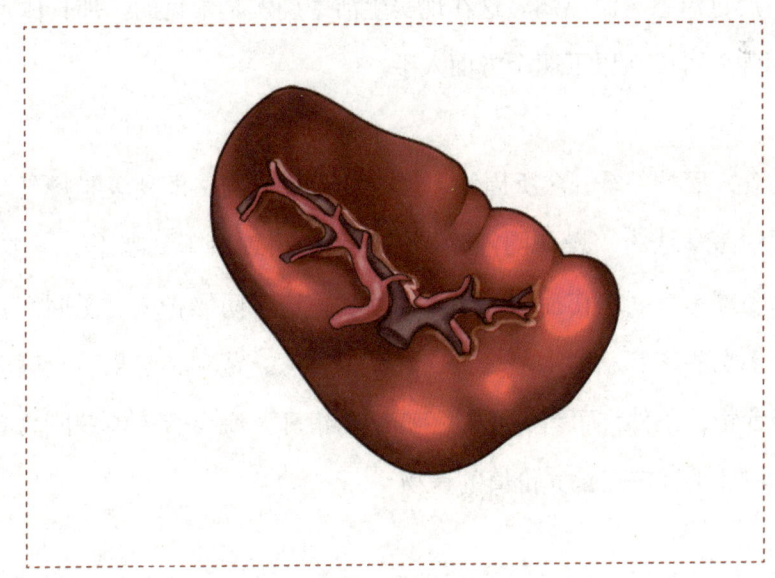

脾

四、肺为相傅之官其色在白

相傅就是辅佐辅助的意思。相当于相国、宰相等官职。肺在五色为白，肺色白，宜食麦、羊肉、杏仁。白色应肺，想肌肤美白，可常食富含蛋白质的食物，如豆浆、牛奶一类。

中医学经典著作《黄帝内经》里说："秋冬养阴"，意思是在秋冬两季，人们要注意对体内阴精的保养。这是因为秋冬两季，气候逐渐变凉，阳气潜藏，万物都趋于收藏之时，人们也必须注意防寒保暖，使阴精潜藏于内，阳气不致

五豆补五脏：超便捷的五脏调养方

妄泄，故应以保养阴精为主。

《黄帝内经》说："藏于精者，春不病温"，就是说如果在秋冬季阴精保养得好，能够储藏于体内，到了第二年春天，身体抵抗力就会显著增强，不会得像春温、严重流感等温热病。这在现实生活中确实是常见的。那具体到秋天又怎样养阴呢？可以从以下两个方面入手。

饮食方面的补养：众所周知，燥为秋天之主气，即秋天是燥气当令之时。而中医学认为，燥伤阴液，燥邪伤人会出现口干、咽干、干咳无痰、大便不畅等一系列阴伤症状。秋季的饮食，应以防燥护阴、滋阴润肺为原则。可多吃些芝麻、糯米、蜂蜜、乳品、甘蔗、蔬菜、水果、豆腐、鱼类等清淡食物，条件许可者，可食用燕窝、银耳、海参、龟肉等既具有滋阴生津作用且又有较高营养价值的食物。

中医学认为，辛伤阴，即辛辣的食物伤阴液。故在秋季应少吃辛辣燥烈之品，尤其是葱、姜、蒜、辣椒、韭等物，更要忌口。此外，肥甘厚腻之物也不宜多吃，因为这些食物不易消化，多食会生痰生火，内生之火亦可耗伤津液。

药物方面的补养：能用于秋天补养的药物不少，但尤以下列药物最好。

西洋参：对于气阴虚所致的少气、口干、口渴、乏力等症有特殊疗效。尤适用于中老年人秋天常食。可研末，每次服三至五分，用温开水送下。

山药：既是食物又是药物，常服可"轻身不老"，功能益肺滋肾、补益脾胃，且补而不腻，适用于脾、肺、肾功能皆不足的人。常人食之，亦有良效。

第二章 五行、五色与五豆

百合：既可润肺止咳又能养心安神，对肺阴不足或心阴虚所致的心烦、失眠、心悸、精神不安效果较好。

综上所述，秋天养生应以养阴为主，对于无病之人以食养为主，药养为辅。而对于已感气阴不足者（常见症状少气、口干、鼻干、乏力、脉细无力者），则应以药养为主，食养为辅。但不管是食养或药养，皆应贯彻"少"但又要"常"的原则。所谓"少"，即是指量小；所谓"常"，即是经常、自始至终之意。只有这样，才能真正起到养阴防燥作用。

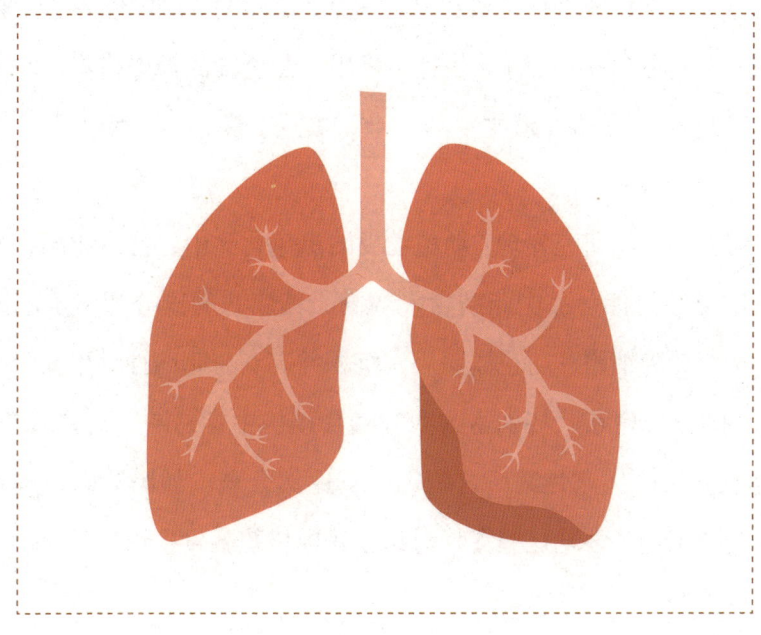

肺

五、肾为先天之本其色在黑

黑色食品养生的主要作用是"补肾"。中医学所讲的肾不同于解剖学上狭义的肾本身。中医学所讲的"肾"是指先天之本，为人体元阳元阴所在之处。肾主骨、生髓，肾虚则使人衰老，腰酸膝软，发堕齿落。尤其是人过了中年之后。根据黑色入肾之理，黑色食品可调养补肾。

黑色食品是指含有天然色素的动植物食品。不论是动物还是植物，由于含有天然黑色素，其色泽呈乌黑或深紫、深褐色。有些品种外皮乌黑；也有的品种一黑到底、表里如一；还有的是骨子里黑。黑色食品种类很多，动物中的乌骨鸡、甲鱼（鳖）、黑鱼、植物中的黑米、黑豆、黑芝麻、黑木耳、紫菜、黑枣等。

现代营养学家们研究发现：动植物类的黑色食品中，蛋白质的含量都比较丰富。植物类的黑色食品中脂肪含量较高，其脂肪的成分为多价不饱和脂肪酸，有利于营养脑细胞，防止血胆固醇沉积并有利于脂溶性维生素吸收。还含有较丰富的B族维生素，特别富含我国膳食结构中容易缺乏的核黄素。此外，大部分黑色食品的优点是其所含的钙、磷比例合理，如黑芝麻、黑木耳、黑枣、发菜、紫菜等，多吃这些食物对纠正我国传统膳食中钙、磷比例失调的缺陷是大有益处的。

黑色食品还有一个明显特点就是含有人体需要的多种微量元素，其中锌的含量丰富，处在生长发育阶段的青少年选食黑色食品是大有好处的，由自然食品中摄取锌远较添加化学合成锌的吸收效果显著。

第二章 五行、五色与五豆

部分黑色食品与同类食品比较结果分析,更显示出黑色食品的特色。一般来说黑色食品的蛋白质含量均高于同类食品,而植物类黑色食品脂肪的含量高于一般食品和动物类黑色食品的脂肪。人们可以从黑色食品中多摄入一些多价不饱和脂肪酸而少摄入一些动物性脂肪。此外黑色食品中膳食纤维的含量也高于一般同类食品,这有助于消化,防止肥胖和便秘。

黑糯米、黑芝麻、黑木耳等黑色食品中的维生素E含量也远高于同类食品及其他食品,因此对维持心肌的正常功能及抗衰老都有益处。更引人注目的是黑色食品中钾、钙、铁、锌等无机盐的含量极其丰富。

肾不好的人会有许多饮食禁忌,那么到底该吃什么,不吃什么?中医五行学说认为,五色中的黑色与五脏中的肾脏相对应,黑色的食物可入肾,起到补肾的作用,因此,患有慢性肾炎等肾病且中医辨证为肾虚的朋友,可以适当增加一些黑色食物的摄入,如黑豆、黑米、栗子、黑芝麻等都是不错的选择。

栗子被唐代著名医家孙思邈称为肾之果。黑豆又名乌豆,肾虚所致的腰痛、耳鸣者可取黑豆50克,狗肉500克,一起煮烂,加入各种调味品后食用。需要说明的是,慢性肾病如出现肾衰竭时则不宜食包括黑豆在内的豆类及其豆制品。黑米适合肾虚所致的早泄、滑精等患者食用。在煮黑米粥时,应先将黑米浸泡一夜,再按常法烹制,更有利于消化吸收。黑芝麻适合因肝肾不足所致的脱发、须发早白、皮肤干燥、大便秘结的中老年朋友食用,可炒熟后直接食用或加入糕点中。此外,黑木耳、桑葚、海参、何首乌等也是非常有利于肾脏的黑色食品。

五豆补五脏：超便捷的五脏调养方

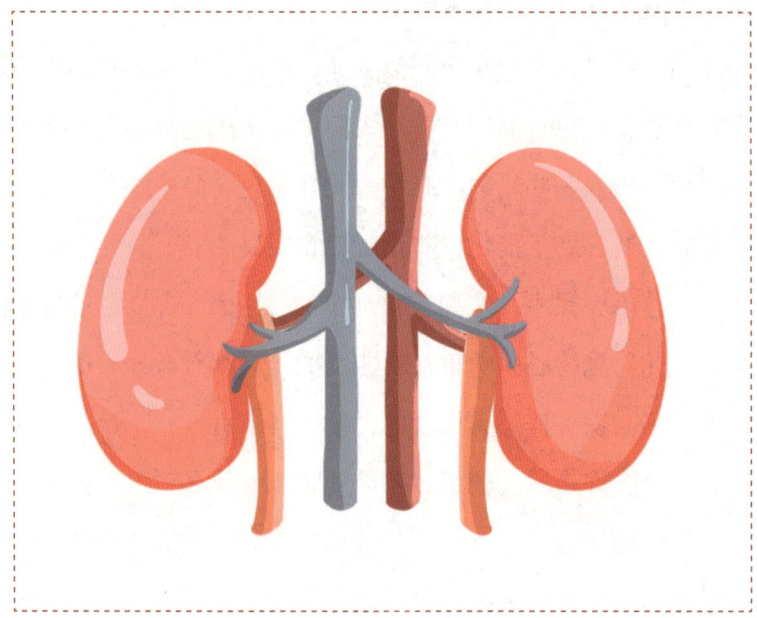

肾

第三章

豆类营养价值与现代研究

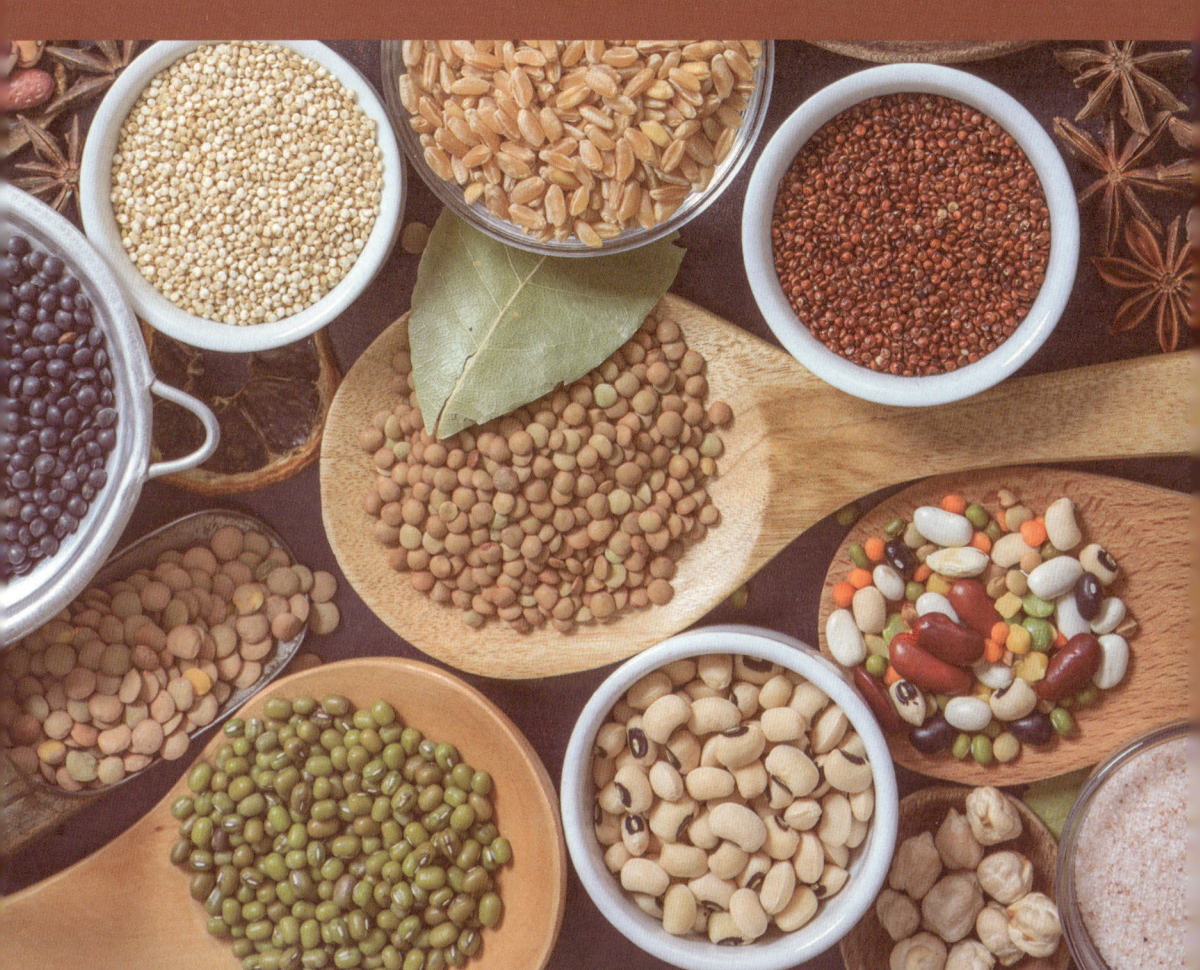

五豆补五脏：超便捷的五脏调养方

一、关于豆类食材

民谚谓："要长寿，吃大豆"。豆类的营养价值非常丰富，含有丰富的蛋白质、糖类、脂类、维生素及矿物质，是最佳的健康食品。

豆类品种繁多，我国常见种类有大豆、蚕豆、豌豆、白豆、红豆、菜豆、绿豆、黑豆等。

按照营养价值特点，可以分为大豆类和淀粉类两个类别。

淀粉豆与大豆是不同的，它们的主要特点如下。

1. 蛋白质含量为20%左右。

2. 脂肪含量很低，通常低于1%。

3. 淀粉含量高，可达40%~60%。

4. 淀粉豆常与主食一起食用，或加工成为淀粉类食品如豆沙、粉丝、粉皮等。

大豆类食材主要是指黄豆，当然还包括其他不同颜色的豆类。有自己的营养特点。

1. 富含蛋白质，含量可达35%~45%，高于其他豆类。

2. 富含脂肪，含量可达18%左右，是油料作物。

3. 含淀粉较少，主要糖类为低聚糖和蔗糖。

4. 大豆类可以做成多种富含蛋白的豆制品，如大豆蛋白粉等添加于其他食物中。

二、豆类的营养价值

豆类的营养价值有其共性。总体而言，它们是植物性蛋白质的好来源，也是B族维生素和矿物质的好来源。

蛋白质：其中70%为球蛋白，除含硫氨基酸以外，其他必需氨基酸比值与人体需要接近。

蛋白质中缺乏含硫氨基酸，使其生物效价较低。但因富含赖氨酸，可与谷类营养互补而提高蛋白质的生物利用率。

蛋白质水解可产生多种活性肽类。

脂肪：大豆脂肪富含不饱和脂肪酸，亚油酸含量达50%以上，饱和脂肪酸很低。同时富含维生素E。富含大豆磷脂。

糖类：淀粉类干豆富含淀粉。直链淀粉比例高于其他谷类食品。淀粉消化速度较慢，血糖反应平缓。

维生素：无论是大豆还是淀粉豆，豆类中的B族维生素含量均高于大部分谷类种子，是维生素B1的最佳来源之一。黄大豆中含少量胡萝卜素，使得豆油呈现金黄色。豆油中富含维生素E和维生素K。豆类不含维生素C，发芽时会产生维生素C。

矿物质：豆类中含的钾、镁、磷、钙、铁、锌等的含量高于其他谷类，钠含量很低，是膳食中矿物质的良好来源。

豆类当中含有植酸，含磷量也较高，降低了矿物质的生物利用率。

五豆补五脏：超便捷的五脏调养方

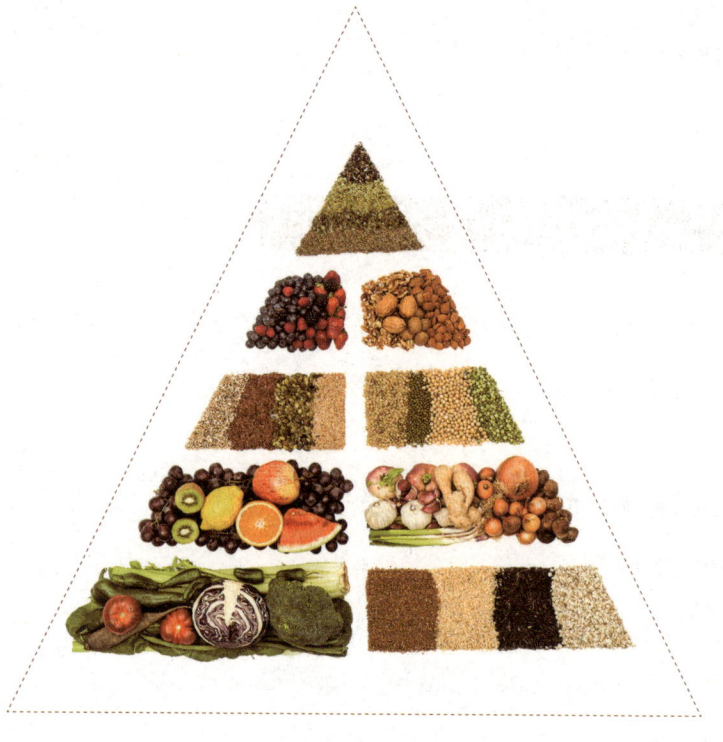

豆类的营养价值

三、豆类的抗营养因素

1.豆类中有胰蛋白酶抑制剂，会妨碍蛋白质消化吸收。所以生大豆蛋白的消化吸收率不足40%。

> 怎么降低其活性呢？方法一：加工前浸泡可降低其活性。方法二：100℃下蒸煮9分钟就可灭活90%，所以豆类相关的制品，都要做熟吃，这样豆类蛋白的消化吸收率就可以提升至95%以上。

2.豆类中含有高水平植酸，作为磷的储藏形式而存在。会妨碍多种矿物质的吸收。但加工后植酸大部分会被去除。发酵后植酸被植酸酶水解也会失去作用。

3.豆类中含有植物凝集素。会阻碍肠道营养吸收或抑制蛋白质生物合成。大豆和菜豆的凝集素还可导致人体中毒。但凝集素受热后失活，因此豆类必须完全煮熟后食用。

4.豆类中的低聚糖可产生胀气感，但对身体无害，甚至可促进肠道有益菌的增殖。利马豆等少数豆类中存在含氰苷，种子需要经过加热脱毒。

四、豆制品制作

传统的豆制品是以大豆为原料，加工制成的各类食品，分为发酵豆制品如腐乳、臭豆腐、豆豉等。还有不发酵豆制品如豆腐、豆干、豆浆、豆芽等。

发酵豆制品的生产经过生物发酵过程，使不同的物质进行分解，产生了人体所需的多种营养物质，如有机酸、氨基酸等，具有特殊形态和风味，能刺激食欲，有助于人体的消化吸收。

而非发酵豆制品在加工过程中一般要经过浸泡、磨碎、加热等处理，使其中所含的抗胰蛋白酶被破坏，大部分纤维素被除去，蛋白质消化率可由加工前65%提高到90%以上。

发酵豆制品经过微生物的作用，使一些营养成分被分解，如蛋白质被分解成多肽和氨基酸，有利于蛋白质的消化吸收。同时还产生了一些生物活性成分，具有很好的保健作用。如某些多肽具有降血压作用，发酵转化生成的苷元型异黄酮比原有的异黄酮更易吸收，具有更强的降低血胆固醇，患冠心病危险的功效。同时，经过发酵后维生素B2、B6和B12的含量也会大大增加。

五豆补五脏：超便捷的五脏调养方

豆腐又分南豆腐和北豆腐。南豆腐水分较多、质地光滑柔嫩，适于拌食，含蛋白质和脂肪低一些。北豆腐质地较硬，水分少，适于炖、煎、炸，蛋白质和脂肪含量要高一些。

豆腐的蛋白质含量为8%，但豆腐干及其他制品的蛋白质含量，可达20%~45%，而且是优质蛋白。加工后消化率可达92%~96%，是蛋白质的良好来源。豆腐在制作过程中加入了石膏（硫酸钙）或卤水（主要成分为硫酸镁、硫酸钙），钙和镁含量也大大增加。

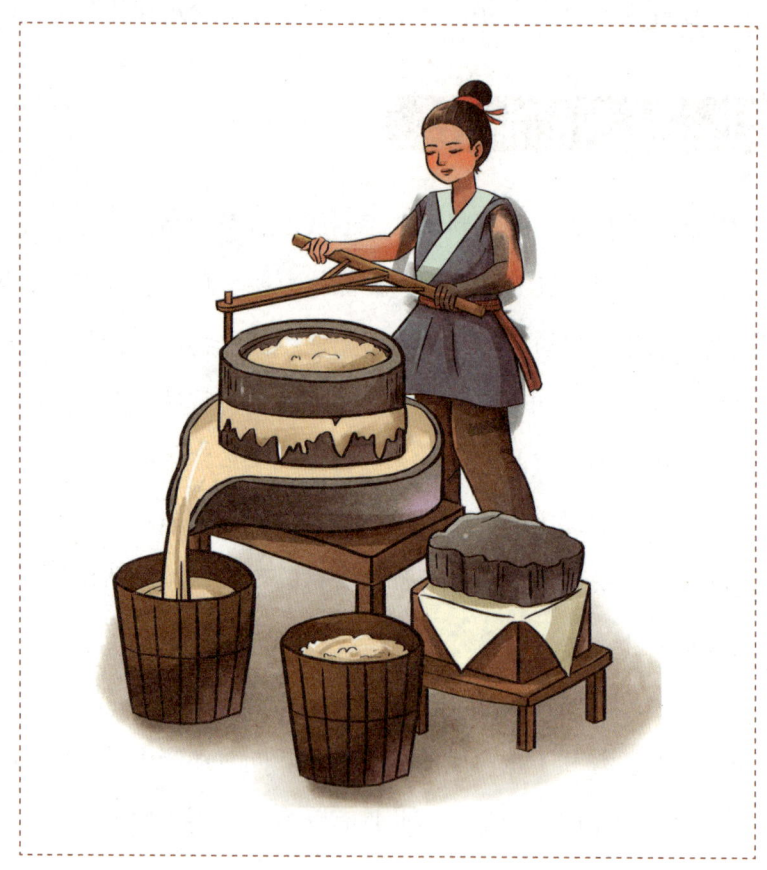

豆制品制作

第三章 豆类营养价值与现代研究

豆浆的蛋白质含量近似牛奶，并且不含动物性的饱和脂肪酸。铁含量是牛奶4倍，是深受人们喜爱的物美价廉的营养饮品。

豆芽一般是以大豆和绿豆为原料，在适宜的水分和温度下发芽生成。蛋白质在发芽过程中分解成氨基酸或多肽，同时抗胰蛋白酶因子被破坏，提高了蛋白质的生物利用率。发芽过程中，酶的作用使无机盐和维生素含量倍增，尤其是维生素C。发芽前几乎为零，发芽后可达6~8毫克/100克。

少林寺的斋堂膳食主要有土豆、豆腐、米饭、馒头和蔬菜等，但不管当天吃什么，必定有一碗红豆汤或绿豆汤，这是寺院的一个传统。一般是两种汤交替着喝，冬天喝红豆汤多一些，夏天喝绿豆汤更频繁。

那现在我们有了营养学知识，自然就知道了其中的原理。首先，豆汤低钠高钾，不含脂肪和盐。比起许多人去饭店喝的浮着一层油、含大量盐或嘌呤的菜汤或肉汤而言，无疑更健康。

其次，喝豆汤对大量流汗的武僧也格外有益。练功时练功后会有大量汁液流出，在这个过程中，肯定伴随着大量维生素与矿物质的流失，其中便有对人体代谢起重要作用的"钾"。有人在大量出汗后感到四肢无力、心跳异常总以为是天气太热缘故，其实很可能是发生了"钾缺乏症"。

> 天气炎热，人们大量出汗后一定要及时补钾。在食物钾含量排行榜中，红豆和绿豆都位列前五名。所以，普通人喝豆汤还对防暑降温大有好处。热性体质的人适合喝绿豆汤，而脾胃虚寒的人则适合多喝红豆汤。每餐喝一碗（300~400毫升），用大约25克豆熬制。每天饮用2~3次即可，每日两碗为宜。

豆芽菜，是我国人民创造并喜食的一种蔬菜，品种繁多，如黄豆芽、绿豆

五豆补五脏:超便捷的五脏调养方

芽、蚕豆芽、赤豆芽等,常见的是黄豆芽和绿豆芽。

豆芽是一种营养佳品,豆子经水浸出芽后,其脂肪含量无甚变化,蛋白质利用率也基本未变,谷氨酸有所下降,天冬氨酸有些增加;不能为人体吸收又易使腹胀气的棉籽糖在生芽过程中消失,有碍于吸收的植物凝血素也几乎全部消失。

发芽时,由于酶的作用,促使植酸降解,更多的磷、锌等被释放出来,增加了矿物质被人体吸收利用的机会。

发芽后维生素含量变化很大,其中胡萝卜素增加2～3倍,维生素B2增加2～4倍,烟酸增加2倍,叶酸也有所增加。

实验证明,维生素B12增加近10倍,维生素C的含量增加到每百克含10～30毫克。所以大家要知道,豆芽的确是值得选用的健康食品。

当然豆芽还有较好药用功能。《本草纲目》中说,豆芽"性味甘平,能解毒",可以"解酒毒""利三焦"。

实验结果证明:豆芽中的叶绿素还有防癌作用。经常食用可以保护皮肤和微血管,降低血液胆固醇,预防冠心病、高血压和动脉硬化等病。

炒豆芽要放醋:首先是可以避免维生素流失。豆芽为豆类植物,嫩菜组织疏松含水量较多,而豆芽里含水溶性维生素较多比如维生素C、维生素B和维生素B2,怕热、怕碱,还易氧化。但在酸性环境中则损失较少。所以在烹调过程中要放一些醋,就能使维生素减少丢失,而且还不易氧化。

其次,醋酸能使蛋白质更快溶解,更容易被人体吸收和利用。

最后是豆芽菜中含有一种人们所讨厌的"豆腥味",虽然经过较长时间炖煮煨炒可以消除,但这样又会使豆芽失去脆嫩。如加点醋不仅可以缩短加热时间,还可达到既消除"豆腥味"又能保持脆嫩的目的。

放醋时间宜早不宜迟。因为豆芽含有某种色素,放在水质较硬水中,烹炒

第三章 豆类营养价值与现代研究

时会发生变黄现象。如果在烹炒时加入少许醋，这种物质就又会恢复原来的状态。正确的炒豆芽方法是油锅热了之后放醋（200克豆芽放1勺醋，但醋不要放得太多，否则会影响豆芽的味道和颜色。

豆类食用前要泡一泡

这个很重要。在蛋白质、脂肪、总糖等方面，经过8小时浸泡后的大豆与未浸泡的大豆相比没有显著差异。

但浸泡后的大豆，其抗营养因子（即会影响人体对营养物质消化吸收的成分）含量则会有较大程度下降。

同时，浸泡后的大豆制作的豆浆中，单宁、植酸、皂苷、胰蛋白酶抑制剂含量都会下降。随着浸泡时间延长，抗营养因子含量也逐步下降。这是由于大豆在浸泡过程中，一方面水溶性的抗营养因子会逐步溶解，另一方面大豆中一些水解酶的激活降解了部分抗营养因子，也减少了抗营养因子的含量。

经过充分浸泡后的大豆制作的豆浆口感更加细腻香浓，出渣率也更低。因此无论是制作豆浆，还是煮豆浆、豆汤，都建议在烹调前先把豆子泡一泡。

五豆补五脏：超便捷的五脏调养方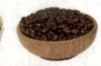

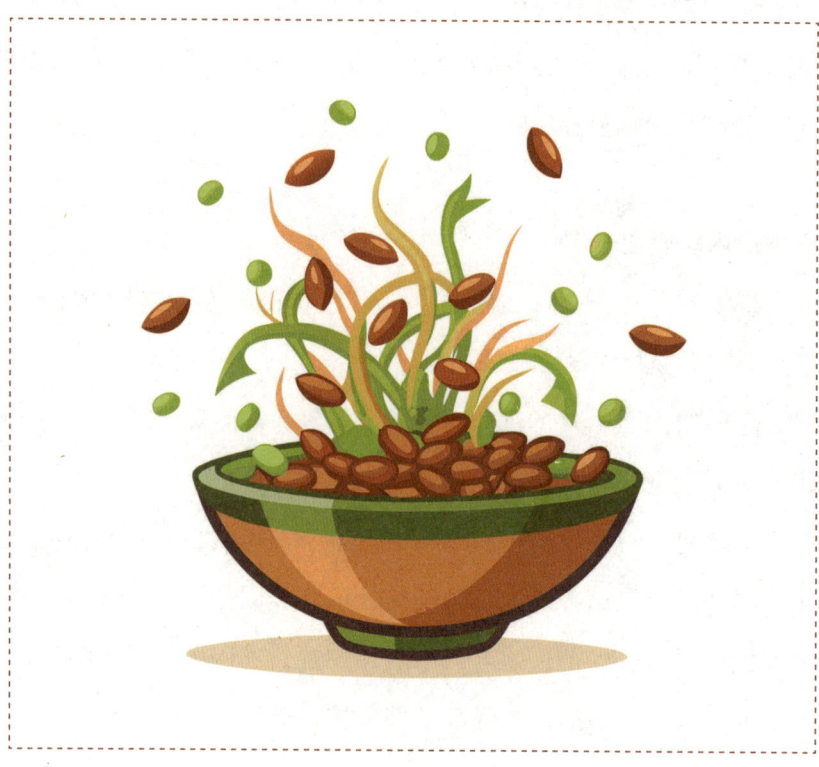

豆芽菜

第四章

风靡世界的植物蛋白饮食法

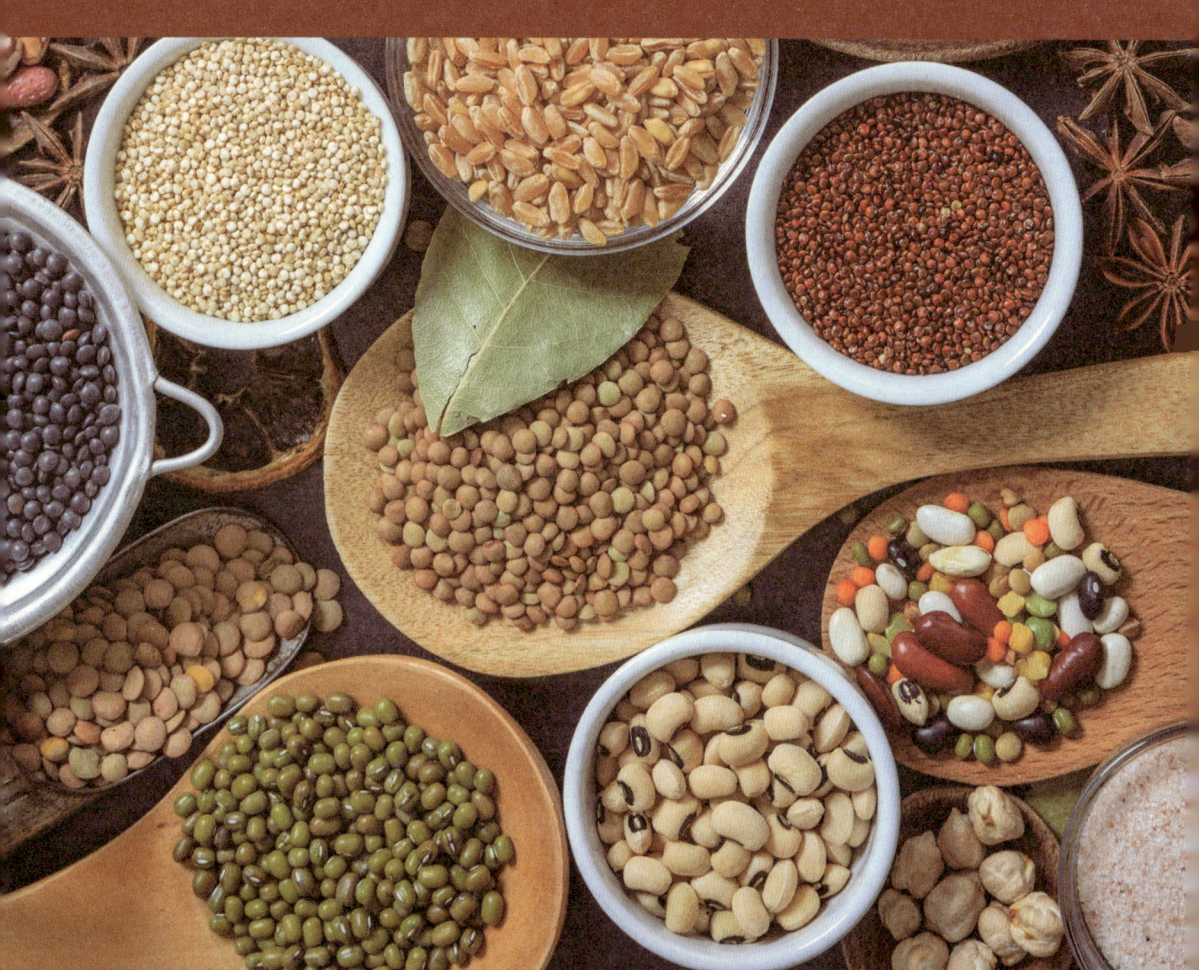

五豆补五脏：超便捷的五脏调养方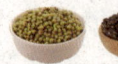

通过本章的内容，大家可以了解什么是优质蛋白质食物以及它们各自的特色。

如何用优质蛋白质食物与其他食物搭配，来提高整体膳食的蛋白质营养价值。

我们希望您可以做到，经常性的将豆制品融入每日饮食内容中，以及每餐都要加入优质蛋白质食物。

一、什么叫优质蛋白质

我们都知道，蛋白质是所有生命的基础物质。蛋白质由氨基酸组成。人体氨基酸共有20种，其中8种为必需氨基酸。所谓必需氨基酸，就是我们只能通过外界摄入才能获得的8种氨基酸，靠自己身体没办法合成。所以这个就非常重要了。

所谓优质蛋白，就是指其中含有全部人类所需的8种必需氨基酸种类。同时，这些氨基酸的配比，更贴近人体的配比且利于被人体所吸收利用。具有以上优点的蛋白质，我们就称之为优质蛋白质。

选择优质蛋白质的好处

1.同等能量下，优质蛋白质饱腹感更强。

2.充足的蛋白质可以最大程度减少减重过程中的肌肉消耗，刺激肌肉合成。

3.选择优质蛋白质还可促进青少年的生长发育，提高中老年人免疫力。

4.很多优质蛋白是很好吸收的，避免给身体带来热量和代谢压力。

第四章　风靡世界的植物蛋白饮食法

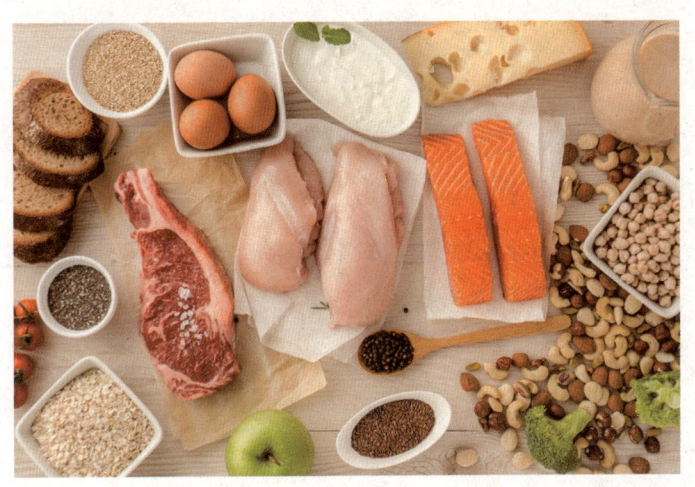

优质蛋白

二、缺乏蛋白质的影响

多数时间，我们对蛋白质的关注还是很少的。觉得只要吃的好一点就行，麻酱拌面再搭配几根青菜，也可以吃得很香。

但如果长期这样的话，身体所需蛋白质就不能达标，从而造成很多健康隐患。

> **缺乏蛋白质的表现**
>
> 1.基础代谢降低，肌肉分解。2.容易疲劳，周身无力。3.皮肤干燥，毛发稀疏。4.免疫力下降。5.引起低蛋白血症，周身水肿，诱发低血压。

五豆补五脏：超便捷的五脏调养方

蛋白质的重要性

1.蛋白质是构建肌肉的重要原料。如果蛋白质不足，肌肉就更容易分解，基础代谢也会因此下降。

2.缺乏氨基酸会导致我们没有材料来制造生成激素和酶，进而导致免疫力下降，出现容易疲劳，周身无力的情况。

3.我们的皮肤毛发都是有蛋白质参与其中的。皮肤中的胶原蛋白，头发中的角质蛋白，如果没有合成的原料，就会受伤，导致我们的皮肤衰老，毛发脱落等现象。

4.我们所有组织细胞，都是要有蛋白质参与构成的。体内蛋白严重缺乏时，会引起低蛋白血症，引起组织水分滞留，导致水肿。所以蛋白的摄入非常重要。

三、优质蛋白质在哪里

在中国居民膳食指南里，推荐的富含优质蛋白质的食物类别是5类，主要为水产类、禽畜肉类、蛋类、奶类和豆类及其制品。

性价比最高的当然是鸡蛋，但如果从国人的日常饮食结构上来调整，最便捷的就是豆类食材。

大豆及其制品含有丰富蛋白质、不饱和脂肪酸、钙、钾和维生素E。其人体必需氨基酸组成和比例，与动物蛋白相似，且富含谷类蛋白缺乏的赖氨酸，是与谷类蛋白质互补的天然理想食品。

第四章　风靡世界的植物蛋白饮食法

另外，大豆中还富含大豆异黄酮、植物甾醇等多种有益健康的植物化学物成分。特别适宜素食人群用于补充优质蛋白。

从营养学的角度讲，互补搭配的利用率会更高：

比如大豆作为我们日常饮食中，蛋白质的重要来源。但同时也要合理搭配其他食材。日常饮食中的互补搭配是一个重要饮食原则。因为可以让这些食物蛋白质中的氨基酸数量和种类互补，达到提高蛋白质利用率目的。互补搭配的核心思想是9个字：种类多、差别大、时间近。

> 1.种类多。蛋白质的互补作用，是指两种或两种以上食物蛋白质混合摄入。提高蛋白质利用率。
>
> 2.差别大。肉类、大豆蛋白质可弥补米、面蛋白质中赖氨酸的不足。即食物的种属越远越好。不同种属的食物混合食用更有利于提高蛋白质的营养价值。
>
> 3.时间近。即两种蛋白质的摄入时间不能超过4个小时，才能够互补利用。时间太长就达不到互补效果了。

大豆的蛋白质是比较高的（25％以上），与牛肉鸡肉相仿。特别是有些优质黄豆蛋白质超过30％；豆类含膳食纤维、低聚寡糖也较高（5％左右）。它也是素食者补充蛋白的最好选择！

五豆补五脏：超便捷的五脏调养方

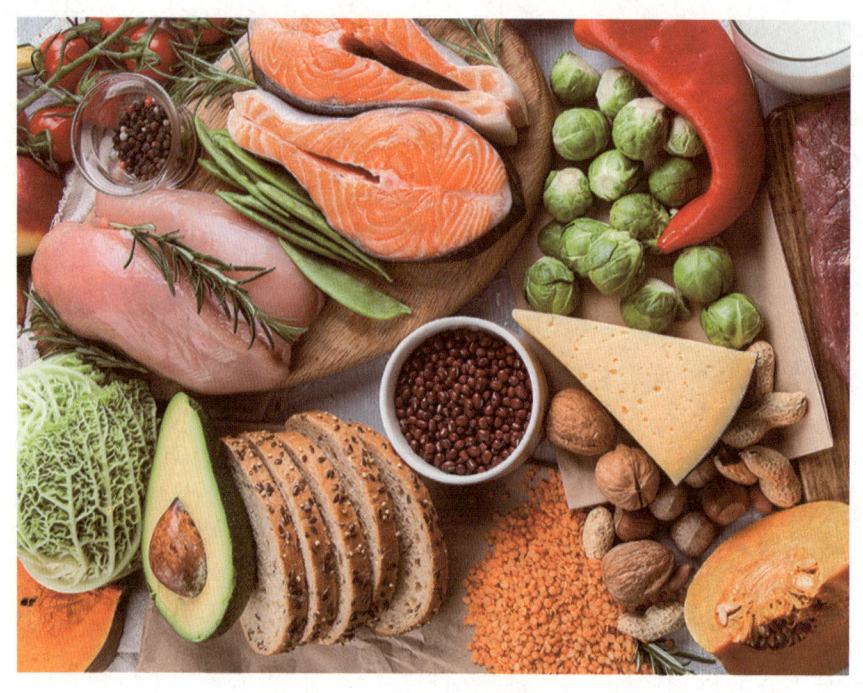

优质蛋白在哪里

四、趋势与来源

最近几年，其实植物蛋白越来越受青睐，一股强劲的"植物蛋白风"已逐渐吹遍全世界。

告诉大家，植物蛋白的最优质来源：就是大豆及豆制品。这个大家一定要记住！

其次，淀粉豆、坚果、菌藻、小麦胚芽和面筋，也可以提供较多植物蛋白。

大豆和豆制品始终是最优质最好的植物蛋白来源。

第四章　风靡世界的植物蛋白饮食法

简单说，大豆及豆制品就是植物肉。不仅蛋白含量高，且是少数属于优质蛋白质的植物蛋白，很多素食者不吃肉，就是用豆制品来代替肉类的。

大豆也就是黄豆，可以制成豆腐脑、豆浆、豆腐、豆干、豆皮等豆制品。发酵过的豆制品包括天贝、纳豆、豆豉等。另外黄豆芽也来自大豆。

五、杂豆可以当主食

扁豆、豌豆、黑豆、腰果、鹰嘴豆、斑豆等都属于杂豆。杂豆跟大豆不同，淀粉含量更高，适合当主食。

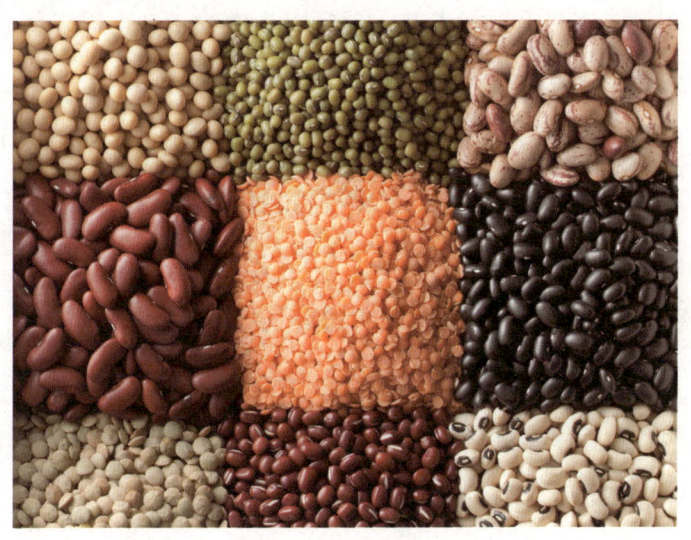

杂豆可以当主食

五豆补五脏：超便捷的五脏调养方

虽然杂豆的蛋白含量比不上大豆，但与一般谷类相比还是极具优势的。可谓比上不足比下有余。除了蒸豆饭、煮豆粥、做豆馅，制作豆芽，许多杂豆也可以制作豆腐和豆豉，都属于富含蛋白食物。所以给机体补充蛋白，吃杂豆也是一种好方法。同时对心脑血管系统的调理，起着至关重要的作用。

六、植物蛋白和动物蛋白孰优孰劣

两种蛋白各有优劣。

常见的动物蛋白食物有奶、蛋、鱼、虾、禽、瘦肉。

植物蛋白质的主要优势就是健康效益明显，这是动物蛋白所不能比拟和代替的。为什么现在许多人选择素食，就是因为植物蛋白可以降低心血管病、2型糖尿病和某些肿瘤风险。

除了优质蛋白和钙含量高外，豆制品大多还含有钾、维生素E，和磷脂、异黄酮、植物固醇、大豆皂苷、低聚糖等植物化学物，与很多高价保健品含量无异。而且豆类蛋白不含胆固醇，这一点也优于动物蛋白。

研究表明，多吃大豆及豆制品，可以降低绝经后女性骨质疏松、乳腺癌等发病风险。

研究表明：大豆分离蛋白降血脂作用更明显（甘油三酯、总胆固醇和低密度脂蛋白胆固醇都能降）。

大豆蛋白还可以降血压、提高胰岛素敏感性、降低体内炎症反应水平。

另外还有一点，生产植物蛋白的过程比较环保，添加剂使用很少。

植物蛋白的劣势是不易消化。比如大豆中有许多抗营养因子，如植酸、蛋白酶抑制剂、植物血凝素和鞣酸，会影响蛋白质消化。因此我们的建议是：多选择加工后的植物蛋白食材。比如吃豆腐而不是吃煮大豆。加工程度越高越好消化，如炒熟大豆、大豆粉、豆腐、豆皮、素鸡。

七、豆制品也要换样吃

补钙补镁优选含水量低盐分少的豆制品，如白豆干、豆皮等。

钙对预防骨质疏松，镁对心血管疾病有很好保健作用。因此需要补钙补镁的朋友可以增加豆制品中豆皮、豆干的摄入量。注意尽量购买少盐的，尽量避免天天吃含盐的豆制品，以免盐摄入超标。

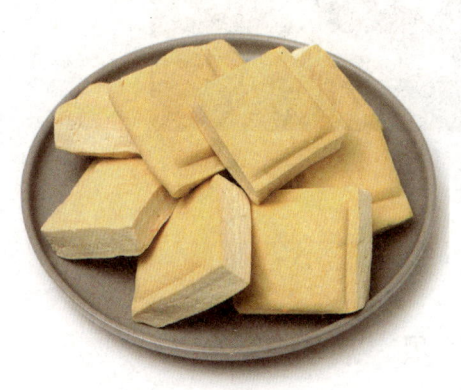

豆干

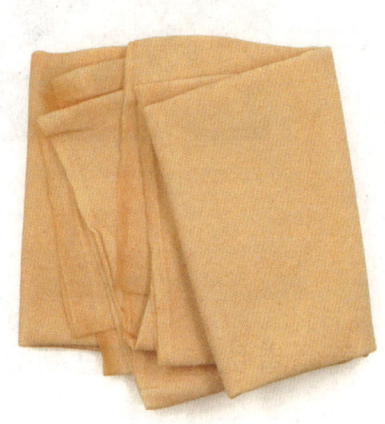

豆皮

五豆补五脏：超便捷的五脏调养方

要增强保健作用，优选发酵豆制品，如纳豆。

一般来说发酵会令一些保健成分增加，如发酵会增加异黄酮的含量，大豆异黄酮会调节更年期症状及预防女性骨质疏松。有时还会产生一些保健成分如纳豆，会产生对治疗血栓效果很好的纳豆激酶。因此，想多获得更多保健作用的朋友可以注意多摄入一些发酵的大豆制品。

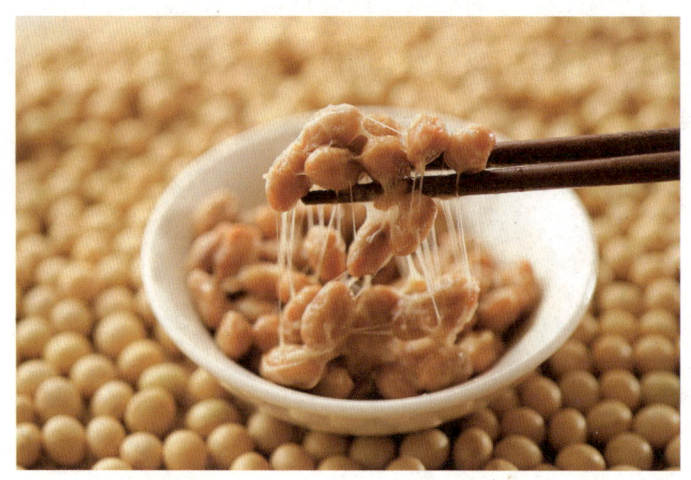

纳豆

素食者优选发酵豆制品，如天贝、腐乳等。

维生素B12一般存在于动物食品中，而发酵工艺可以增加大豆及其制品中维生素B族的含量，尤其产生了一般植物中较少存在的维生素B12，可在一定程度上避免素食者的B12缺乏。

第四章　风靡世界的植物蛋白饮食法

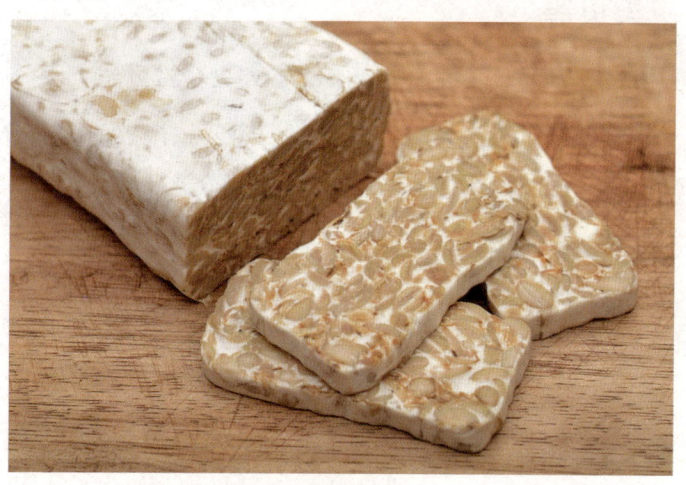

天贝

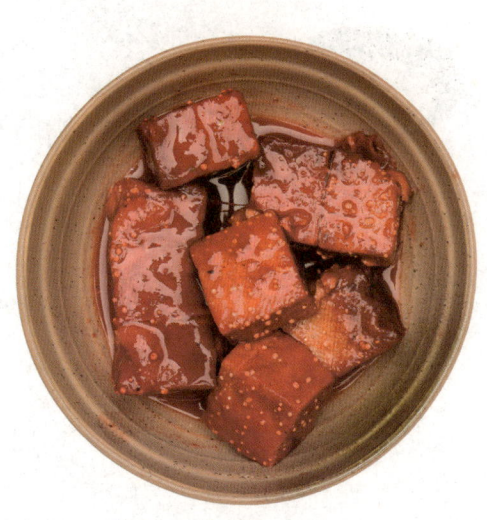

腐乳

五豆补五脏：超便捷的五脏调养方

调节肠道防止便秘，优选全豆食品，如煮黄豆、带渣豆浆以及纳豆、天贝等。

这些全豆食品，属于"全食品"，保留了大豆全部营养。其中包括其他豆制品含量较少的膳食纤维。煮黄豆、打豆浆一定要记得提前浸泡，因经过浸泡或者发酵，可大大降低了大豆中植酸的含量，软化了膳食纤维，大大提高了对矿物质钙、铁等的吸收利用率。

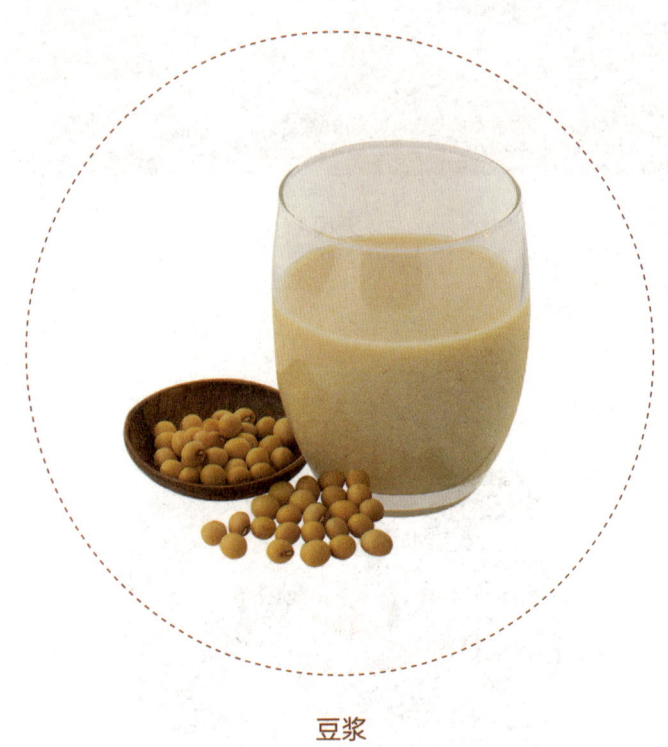

豆浆

要避免嘌呤优选含水少而且没有发酵过的豆制品，如豆皮、腐竹、豆干等。

嘌呤是水溶性的，豆制品含水量越低，嘌呤含量就越低，而发酵会增加嘌

第四章　风靡世界的植物蛋白饮食法

呤的含量。

最新研究表明,高尿酸血症患者是可以适量吃豆制品的,因为嘌呤溶于水。

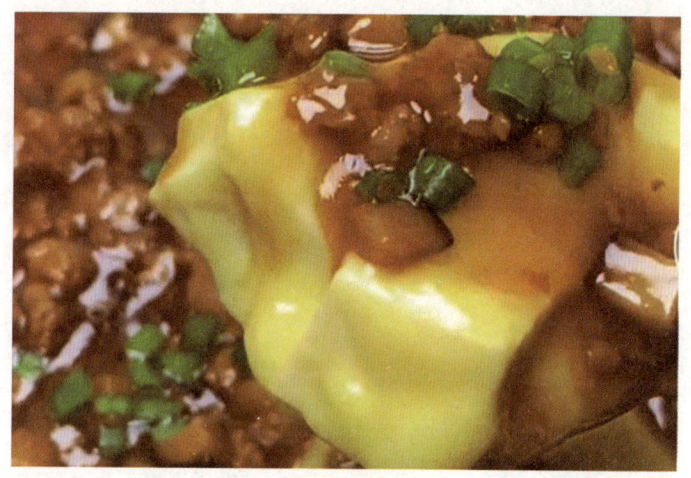

豆腐

第五章

绿豆补肝

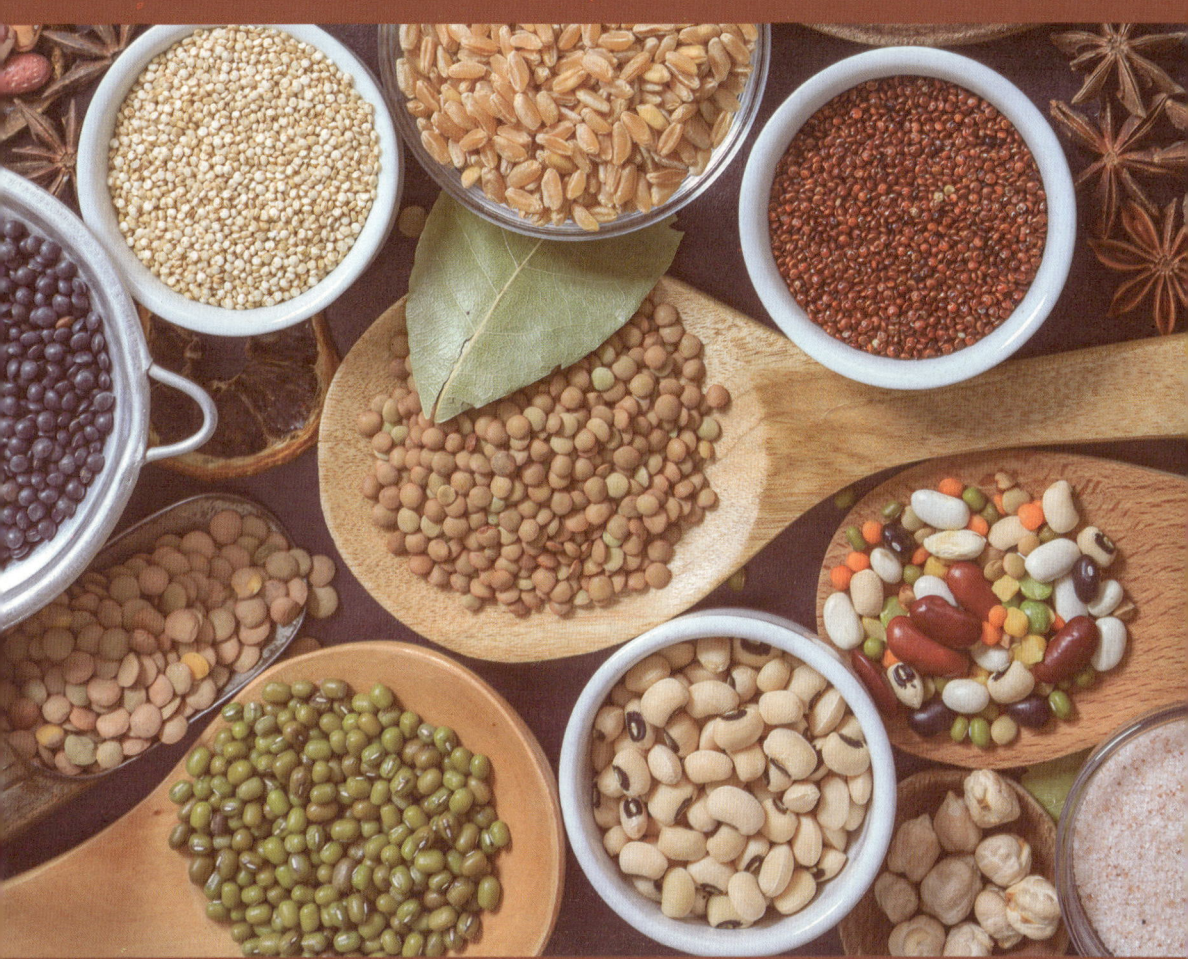

一、药食同源话绿豆

绿豆是我们日常生活中,再熟悉不过的食材了。

绿豆之名,出自《本草纲目》:"绿豆圆小者佳。粉作饵,炙食之良",别名青小豆。种子供食用,含蛋白质25.59%,淀粉53.6%,富于营养。

作为人们熟悉且喜爱的一种豆类食物,几乎人人都有过这样的体会:炎夏酷暑,工作和劳动之余喝一碗清凉可口的绿豆汤,自有神清气爽、烦热顿消之感。

绿豆皮为绿豆的种皮,将绿豆用清水浸泡后取皮晒干即成。其性甘寒,无毒,归肺、肝经,具有清热解毒、退翳明目、凉血散淤之功效。主治外感风热症、肝经风热所致目赤多泪、目生云翳等症。

绿豆芽为绿豆的种子经浸泡后发出的嫩芽,其性甘寒,无毒,归胃、三焦经,具有清热解毒之功效,主治酒精中毒等症。

绿豆磨粉可做糕饼,又可制成粉丝,也是中国传统副食品之一。绿豆粉是绿豆的种子经水磨加工而得的淀粉,其性甘、凉、平,无毒,归胃、肠、肝经,具有清热解毒、凉血消痈之功效。主治痈疮肿初起、烫伤、跌仆伤、解热药及酒食诸毒等证。

绿豆种子洗净浸水中,遮光发芽,名绿豆芽或豆芽菜,供蔬食。入药有清凉解毒、利尿明目之效。

二、中医药对绿豆的认知

绿豆，中药。味甘性寒；归心、胃经。

> **绿豆的主要功效**
>
> 1.痈肿疮毒。本品甘寒，清热解毒，以消痈肿。
>
> 2.暑热烦渴。本品甘寒，能清热消暑，除烦止渴，通利小便。
>
> 3.药食中毒。本品甘寒，善解热毒，为附子、巴豆、砒霜等辛热毒烈之剂中毒及食物中毒等的解毒良药。
>
> 4.水肿与小便不利。本品有利水消肿之功。

作为最知名的药食同源食物，在历代医学著述中，都详细记载了绿豆入药的功用。

《开宝本草》："主丹毒烦热，风疹，热气奔豚，生研绞汁服，亦煮食，消肿下气，压热解毒。"

《随息居饮食谱》："绿豆甘凉，煮食清胆养胃，解暑止渴，利小便，已泻痢。"

《本草纲目》："绿豆，消肿治癌之功虽同于赤豆，而清热解毒之力过之。且益气、厚肠胃、通经脉，无久服枯人之忌。外科治痘，有内托护心散，极言其效。并可解金石、砒霜、草木一切诸毒"。

《本草求真》："绿豆味甘性寒，有言能厚肠胃、润皮肤、和五脏及资脾胃，按此虽用参、芪、归、术，不是过也。能厚、能润、能和、能资者，缘因毒邪

五豆补五脏：超便捷的五脏调养方

内炽，凡脏腑经络皮肤脾胃，无一不受毒扰，服此性善解毒，故凡一切无不用此奏效。"

综观各家本草，对绿豆清热祛暑解毒、利水等药用功效都极为推崇。

《药性解》："绿豆，味甘，性寒，无毒，入心胃二经，主除热毒，厚肠胃，散风疹，消肿下气，补脏养神。留皮用。按：绿豆寒则入心而泻火，甘则入胃而和中。禹锡具称其补益，宜长食之，又堪作枕，能明目，治头风痛。"

《本草思辨录》："豆本脾家中官之物，而绿豆皮寒肉平，是为由中达外以解热，故外科护心散，用绿豆粉使毒气外出，若肌肤之热毒，但须治肌肤者，更其所宜矣。"

三、民间绿豆的效方验方

夏季常用本品煮汤冷饮，以治暑热烦渴尿赤等症，如《景岳全书》中记载的绿豆饮。亦可与西瓜翠衣、荷叶、青蒿等同用以增强疗效。

用绿豆、荷叶煎汤冷服可消炎止痒。可治疗痱子及一切疖肿疮疡。

湿疹、皮炎涤痒流水，可用绿豆粉加冰片少许，敷患处，除湿祛痒。

脸上有褐斑，常用绿豆、百合熬汤内服可滋润皮肤，有助于色素消退。

水、火烫伤，烧伤，可取绿豆粉60克，白酒调成糊状，半小时后，再加入冰片9克，调匀涂于患处，每日2次。

仙人掌捣烂，加绿豆粉调糊，外敷患处，可以治疗腮腺炎、乳腺炎。

绿豆、赤豆、黑豆、甘草等量，煎汤，用于防治麻疹、水痘。

绿豆60克，蛇蜕、蝉蜕各5克，甘草3克，水煎服。每日1剂。可退翳明目。

绿豆120克，生甘草60克，煎汁候冷，频频饮服，可解附子、巴豆、铅中毒。

生绿豆浆频服可治农药中毒。煤气中毒、酒醉呕吐也可用绿豆汤化解。

绿豆对人体好处很多，但属寒性药食之品，适宜炎夏之季或素有蕴热之人，脾胃虚寒之人或隆冬之季不可多食。

四、绿豆的现代药理研究

现代许多学者研究发现，绿豆具有解毒、降脂、降血糖、抗肿瘤、提高免疫力、抗哮喘、抗菌抑菌等多种药理作用，这为临床的广泛运用提供了很好依据，现将其主要药理作用总结如下。

解毒作用：

绿豆对重金属、农药中毒以及其他各种食物中毒，有较好的解毒作用。对于绿豆解毒的机制，有人认为可能与绿豆中含有丰富的绿豆蛋白、鞣质和黄酮类化合物有关。这些化合物可与有机磷农药、汞、砷、铅等化合物结合形成沉淀物，使之减少或失去毒性，且不易被胃肠道吸收。

降脂作用：

绿豆降血脂的作用机制尚不清楚。但有研究发现，绿豆中含有的植物甾醇结构与胆固醇相似，植物甾醇与胆固醇竞争酯化酶，使之不能酯化而减少肠道

五豆补五脏：超便捷的五脏调养方

对胆固醇的吸收，并可通过促进胆固醇异化或在肝内阻止胆固醇的生物合成等途径使血清胆固醇含量降低。

抗肿瘤作用：

陈汉源等研究表明，绿豆对吗啡加亚硝酸钠诱发小鼠肺瘤与肝瘤有一定的预防作用。[陈汉源，钟启平. 绿豆对实验小鼠肿瘤诱发的预防作用第一军医大学学报，1989, 9 (3): 231]。绿豆还有减轻放化疗对癌症病人的损伤，提高免疫力作用。绿豆中含有众多生物活性物质如香豆素、生物碱、植物甾醇、皂苷等，可以增强机体免疫功能，增强吞噬细胞的数量或吞噬功能。

抗菌抑菌作用：

绿豆中的某些生理活性成分具有抗菌抑菌作用。绿豆所含的单宁能凝固原生质，可产生抑菌活性，绿豆中的植物凝集素、胰蛋白酶抑制剂黄酮类化合物、植物固醇等生物活性物质，也有一定程度的抑菌抗病毒作用。绿豆衣提取液对葡萄球菌也有抑制作用。

抗过敏作用：

绿豆具有抗过敏作用，可辅助治疗荨麻疹等过敏反应。绿豆对葡萄球菌有抑制作用。其所含蛋白质、磷脂均有兴奋神经、增进食欲的功能。绿豆中丰富的胰蛋白酶抑制剂可以保护肝脏，减少蛋白分解，减少氮质血症，因而可保护肾脏。

其他作用：

绿豆淀粉中含有相当数量的低聚糖（戊聚糖、半乳聚糖等）。这些低聚糖因人的胃肠道没有相应的水解酶系统而很难被消化吸收，所以绿豆提供的能量比其他谷物低，对于肥胖者和糖尿病患者有辅助治疗作用。而且低聚糖是人体肠道内有益菌双歧杆菌的增殖因子，经常食用绿豆可改善肠道菌群，减少有害物质吸收，预防某些癌症。

注意事项：

绿豆不宜煮得太烂，以免使有机酸和维生素遭到破坏，降低清热解毒疗效。

服用温补药物时不要同时吃绿豆食品或喝绿豆汤。

未煮烂的绿豆腥味强烈，食后易使人恶心，甚至呕吐。

五、绿豆营养食疗

绿豆沙馅

原料：绿豆400克，糖200克，奶粉100克，蛋黄2个，黄油60毫升，盐1/4小勺，清水适量。（最后的豆沙成品重量大概有1030克，请根据需要适当调整原料）

制法：绿豆洗净，用清水泡一晚。将泡好的绿豆放入不锈钢锅中加水，大火煮8分钟捞出。将煮好的绿豆趁热放入搅拌机中加水搅拌成泥状。将搅好的绿豆泥放入细筛网过滤。

将过滤好的稀豆沙放入不锈钢锅中加入200克糖、100克奶粉、少量盐，

五豆补五脏：超便捷的五脏调养方

小火煮至糖化。加入2个蛋黄，搅拌均匀，再加入黄油，搅拌均匀。加入所有的材料以后就开始漫长的熬制过程，熬煮时一定要不停地搅拌，火一定要调到最小，以防止糊锅。熬到舀起一勺豆沙在勺子上不滴落为止。将熬好的豆沙馅自然凉透，放入冰箱冷藏2小时，此时的豆沙馅软硬适中，可以随意做造型。

说明：

过滤剩下的粗豆渣不要扔掉，加入黄油、奶粉、糖、蛋黄加热拌匀放凉，可以作为绿豆饼的馅料。

绿豆在搅拌过程中会很黏稠，而且越搅越黏，所以一定要加水搅。水的量要适中，加水太多会延长后期的熬煮时间。

豆沙馅在熬煮过程中，因其很黏稠，会四处飞溅，要注意手部保护。

制作绿豆沙馅的整个过程要3个多小时，后期的熬制大概需要1小时，而且要不停地搅拌。

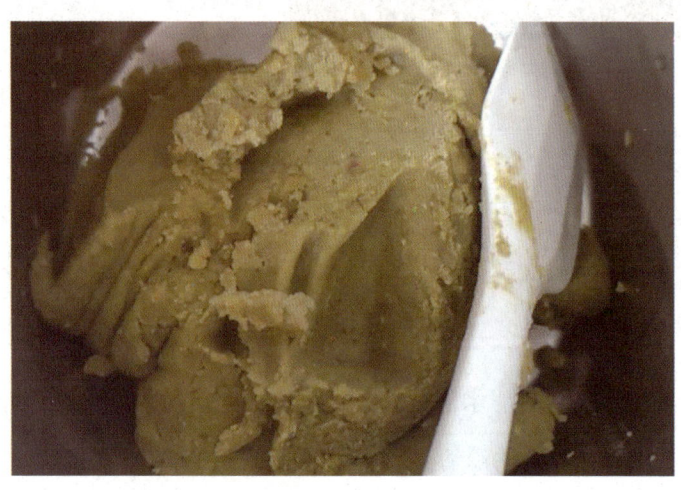

绿豆沙馅

拌绿豆芽

原料： 绿豆芽500克，盐、糖、味精、醋、黄酒、麻油、葱各适量。

制法： 先将绿豆芽去根，用沸水烫一下（时间不能太久，以免烂熟），盛在盘中。

将盐、糖、味精、醋、黄酒、麻油、葱末等调料拌匀，浇在绿豆芽上，即可食用。

功效： 清热解暑，利水解毒。适用于暑热咽痛、口干且渴、小便短赤等。

说明： 绿豆芽是我国特产，国人食用绿豆芽已有1000多年历史了。豆芽形状如同白玉冰肌，色美可爱，上口清爽脆利，且含有多种丰富的营养素，特别是维生素C含量比较丰富。

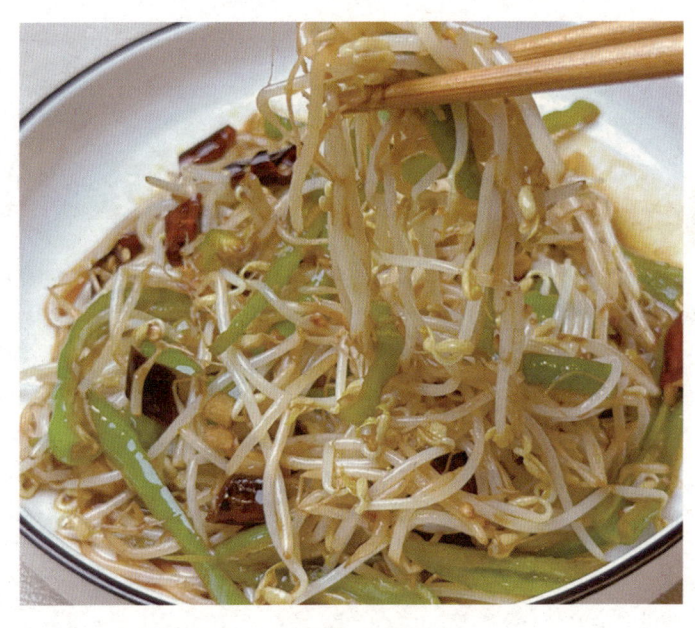

炝拌绿豆芽

凉粉

原料： 绿豆或其他豆类、玉米、薯类。

制作： 将原料经浸泡、发酵、湿磨成粉浆之后滤出块状淀粉加工而成。

说明： 新鲜块状淀粉块呈白色或青白色，质地细腻，无异味。若将块状淀粉保留于室内数日，又未及早通风，块状淀粉上就会出现红、黄、绿等杂色霉点或霉斑。

这种霉变的块状淀粉中含紫青霉毒素，假如人食用了这种霉变淀粉加工的凉粉，2小时后即会出现恶心、呕吐、腹痛、腹胀等症状，重者会出现抽搐、昏迷。有些不法商贩在质量较差淀粉中加入绿色颜料，制成淡绿色凉粉，然后吹嘘其产品是绿豆粉制成的。这种凉粉食用时口腔内有异味感，对人体健康十分有害。实质上，纯绿豆粉制作的凉粉并非绿色的，普遍呈白色或青白色。

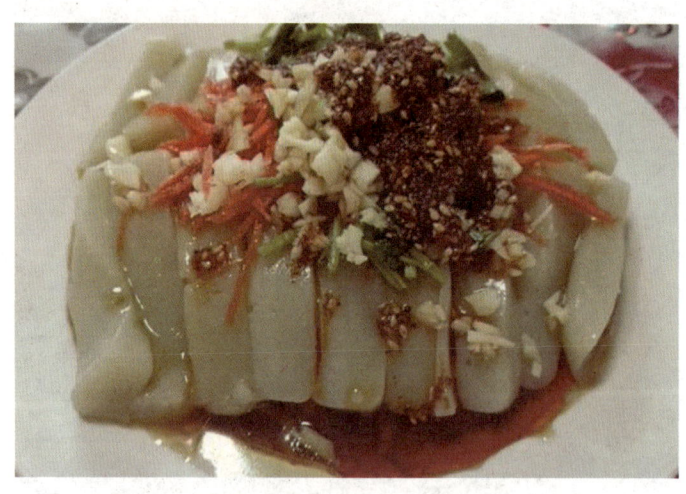

凉粉

凉拌绿豆芽

原料：绿豆芽400克，水发龙口粉丝100克，水发海米25克，甜面酱10克，醋25毫升，蒜泥15克，水淀粉15克，花生油50毫升，酱油、盐、葱、姜各少许。

制法：绿豆芽去根，洗净，开水氽透捞出，用凉开水泡凉，与水发粉丝同放盘内。勺架火上，放油，烧六成热，投海米、葱、姜、甜酱、酱油、盐，用手勺搅拌几下。甜面酱炒熟后加汤50毫升，放淀粉勾荧，倒入豆芽盘中，加醋和蒜泥拌匀即成。

说明：绿豆芽是我国的特产，明《本草纲目》推崇为"菜中佳品"，"诸豆芽皆腥韧不堪，惟此豆芽白美独异，性味甘平无毒，主治解酒毒、热毒，利三焦"。日本人用绿豆芽500克，绞汁服，可治尿道炎症。特别是绿豆衣，对葡萄球菌有抑制作用，能起清热解毒、清暑止渴，利水行血等作用。

一品鲜虾菜

原料：鲜虾仁200克，熟鸡丝100克，绿豆100克，饭锅粑150克，鸡蛋清半个，料酒20毫升，白糖100克，番茄酱250克，白醋20毫升，菱粉（或生粉）适量。

制法：将虾仁洗净漂清，沥干水分放入盛器中，加盐、鸡蛋清搅和，再加于菱粉拌匀。烧热锅，倒入熟猪油，至四成热时放入虾仁，用铁勺轻轻拨散，熘熟后倒入漏勺。原锅置火上，倒入熟鸡丝、虾仁、盐、料酒、番茄酱、白醋、白糖、上汤、味精煮滚，用菱粉勾荧，倒入汤碗内。

再烧热锅，倒入素油，烧至冒青烟，放入饭锅粑，炸至发脆，迅速捞出，装入另一大汤碗内，并将虾仁鸡丝的卤汁倒在锅粑碗中即可。

五豆补五脏：超便捷的五脏调养方

麻腐海参

原料：特制绿豆粉芡150克，水发海参250克，鸡汤150毫升，清汤300毫升，味精5克，绍酒20毫升，姜汁10克，酱油15毫升，盐2.5克，芝麻酱100克，芝麻油25毫升。

制法：将绿豆粉用清水潲开，把锅刷净，加备好的清汤300毫升，放入味精5克，绍酒10毫升，酱油5毫升，盐1.5克；用文火烧开后，把潲好的粉芡糊陆续倒入锅内，用勺不断地搅拌，直到芡糊透明光润，将锅端离火口，再徐徐放入100克芝麻酱搅匀，盛到瓷盘里放凉（或放入冰箱凉透），此为麻腐。然后将麻腐切成大卧刀片。

将水发海参切成大卧刀片，锅内加鸡汤150毫升，加酒、盐，将海参放入烧开；去除腥味，捞出待凉。

将海参和麻腐装盆，以一片海参一片麻腐互相间隔地排放在盘中，拼成马鞍桥形，或者花边形均可。取用小饭碗1只，加入芝麻油25毫升，酱油15毫升，酒10毫升，味精5克，盐1克，加少许放凉的清汤搅和成浓汁，浇在装好的麻腐海参上即成。

特点：本品色泽黑白相映，清香利口，味道鲜美。

六、绿豆汤膳食疗

冰冻绿豆汤

原料：绿豆150克，糯米120克，百合150克，莲心50克，薄荷香精5克，冰块1小盒，白糖适量。

制法：绿豆用清水浸泡2小时。将百合掰开，掐去焦斑并洗干净，莲心洗干净,一并加清水淹没,待用。将以上三种原料都放入蒸笼内,蒸至绿豆开化(俗称豆酥),取出备用。

将糯米用清水浸泡2~3小时后沥去水分,蒸笼内铺纱布,将糯米摊于纱布上,蒸至米粒全部熟透,取出装大盘内,用纱布盖好,以防吹干饭粒。

取不锈钢容器,加清水2000毫升在旺火上烧沸,加白糖融化,端锅离火。待凉后滴入薄荷香精,放入冰箱内,冰2小时,取出倒入保暖桶内,盖上盖保冷备用。

取小碗放绿豆酥一汤匙,糯米饭一汤匙,百合4~5片,莲心4颗,冲入薄荷糖水,加冰块2块即成。

特点:清热解毒,利水消肿,消暑热。

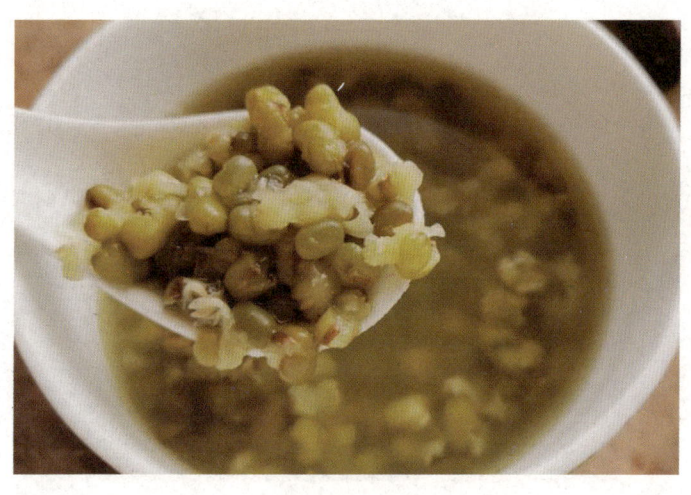

冰冻绿豆汤

五豆补五脏：超便捷的五脏调养方

薏仁绿豆汤

原料： 绿豆250克，薏仁50克，青梅、金橘饼、佛手、糖萝卜、京糕各25克，糖水莲子40粒，金丝蜜枣10粒，糖桂花10克，玫瑰花2朵。

制法： 先将绿豆拣净，用水淘净，放入盆内，上笼用旺火蒸约30分钟，至绿豆蒸酥为止。薏米、蜜枣淘洗干净，放入小碗与豆同时蒸煮。然后将青梅、金橘饼、佛手、糖萝卜、京糕条分别切成绿豆丁大小，分成10份。最后，将锅置于中火上，加入开水1200毫升烧沸，将蒸酥的绿豆、薏米、蜜枣、40粒莲子、切好的青梅等原料均匀地撒在汤内，再把糖桂花、玫瑰花均匀地撒在碗内即可。

功效： 清凉消暑，夏令消暑佳品。

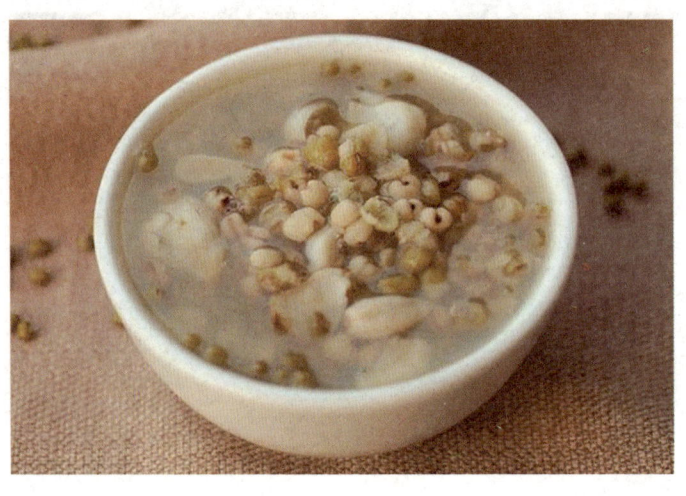

薏仁绿豆汤

马齿苋绿豆汤

原料：马齿苋120克（干者20克），绿豆30～60克。制法：取新鲜马齿苋、绿豆，煎汤。

服法：每日1次，连服3～4次。

功效：清热，解毒，止痢。民间用以治疗痢疾、肠炎、腹痛、便脓血等疾病。马齿苋生于田野、荒地和路旁。味酸、性寒，入大肠、肝、脾经。含大量去甲肾上腺素和多量钾盐，并含有苹果酸、谷氨酸、天冬氨酸、丙氨酸、糖类、蛋白质以及多种维生素等。有清热解毒之功效，常用于治疗热痢脓血、肿恶疮等症。《食疗本草》说它"明目，亦治疳痢"。《太平圣惠方》用马齿苋煮粥治疗血痢。《生草药性备要》记载它有"治红痢症清热毒"的作用。《五华草药》指出它有"泻热止痢"的功效。

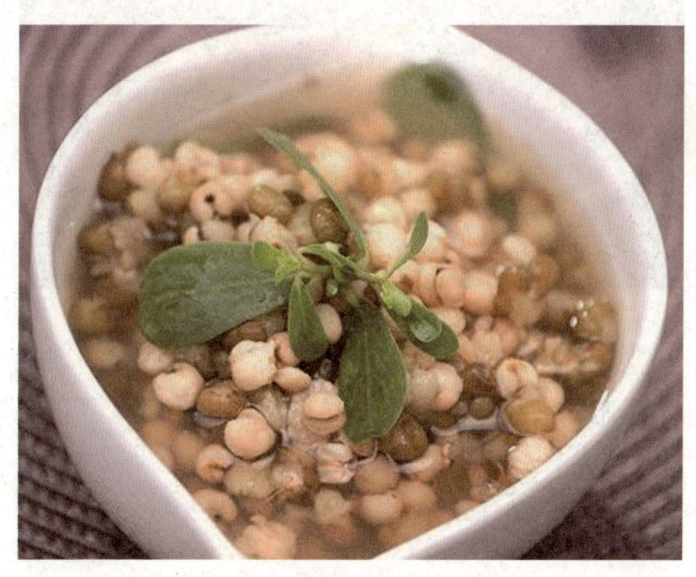

马齿苋绿豆汤

五豆补五脏：超便捷的五脏调养方

绿豆冬瓜汤

原料： 冬瓜960克，绿豆320克，鲜汤、生姜、葱结、盐各适量。

制法： 铝锅洗净置旺火上，倒入鲜汤浇沸，撇去浮沫。姜洗净拍破，放入锅内，葱去根洗净，挽成结入锅，绿豆淘洗干净，去掉浮于水面的豆皮，然后入汤锅内炖烂。将冬瓜去皮、去瓤，洗净，切块投入汤锅内，炖至熟透而不烂，加少许盐，即可食用。

功效： 清热利尿，止渴宁神，治疗尿黄。适用于夏季水湿阻滞引起的小便不利，或小便色黄而少，口渴心烦，或水肿或尿道感染灼热疼痛。

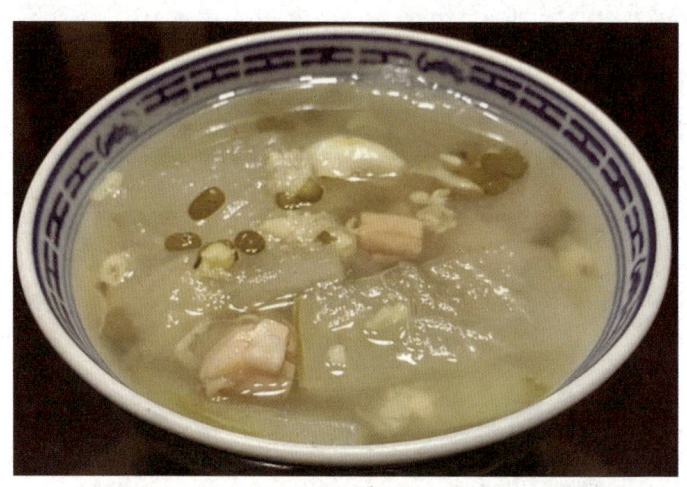

绿豆冬瓜汤

降压海带绿豆瘦肉淡菜汤

原料： 海带40克，绿豆120克，淡菜80克，瘦肉150克，陈皮2块。

制法： 海带用水浸透软，洗净，去咸味，切段；绿豆和陈皮分别用水浸透，洗净；淡菜用水浸软去泥沙及抽去发形须；瘦肉用水洗净。加适量水，猛火煲至水开，后放入全部材料，候水再开，用中火煲约3小叶，以细盐调味即可。

服法： 佐膳饮用。

特点： 此汤水清，味甘甜，适合一家人日常饮用，尤其是血压高、血脂过高，宜用此汤水佐膳作食疗。如小孩子患上喉痧病症，发热、烦躁不安、口渴欲饮、咽喉极度充血、扁桃体红肿可以用此汤佐膳作食疗。

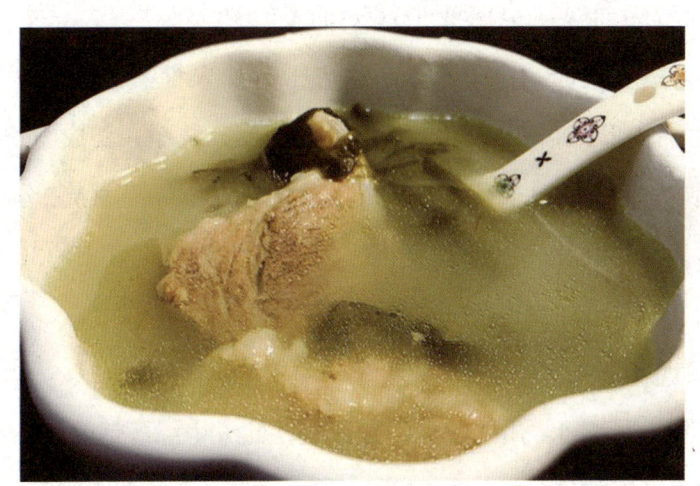

降压海带绿豆瘦肉淡菜汤

五豆补五脏：超便捷的五脏调养方

平肝海带绿豆鲍鱼瘦肉汤

原料：绿豆120克，海带40克，陈皮1块，新鲜鲍鱼（连壳）1只，猪瘦肉120克。

制法：鲍鱼的壳、肉要分离，保留壳煲汤用。鲍鱼壳不用擦洗；鲍鱼肉去掉污秽部分，用水浸洗。切成片状。绿豆和陈皮用水浸透，洗净。海带用水浸透发大，洗净，切丝，放入开水中煮5分钟，取出，用水冲洗。猪瘦肉用水洗净。将鲍鱼壳和陈皮放入瓦煲内，加清水，用猛火煲至水开，然后放入绿豆、海带、鲍鱼和猪瘦肉，待水开后改用中火煲4小时，加入细盐调味即可。

功效：平肝降火。适用于头痛失眠、暗疮。

南瓜绿豆汤

原料：干绿豆50克，老南瓜500克，食盐少许。

制法：干绿豆洗净，滤去水，趁水未干时加入食盐少许（约3克）拌匀，略腌几分钟后用清水冲洗干净；老南瓜去皮、瓤，洗净，切成约2厘米见方的块待用。锅内加水约500毫升，置大火上烧沸，先下绿豆煮沸2分钟，加入少许凉水，再沸，即将南瓜块下入锅内，盖上盖，用小火煮沸约30分钟，至绿豆开花即成。吃时可加少许食盐调味。

服法：随意食之。

功效：本汤为民间常用的解暑清热饮料，此方中绿豆清热解毒利尿，南瓜生津益气健脾。故能治疗暑热症。

第五章 绿豆补肝

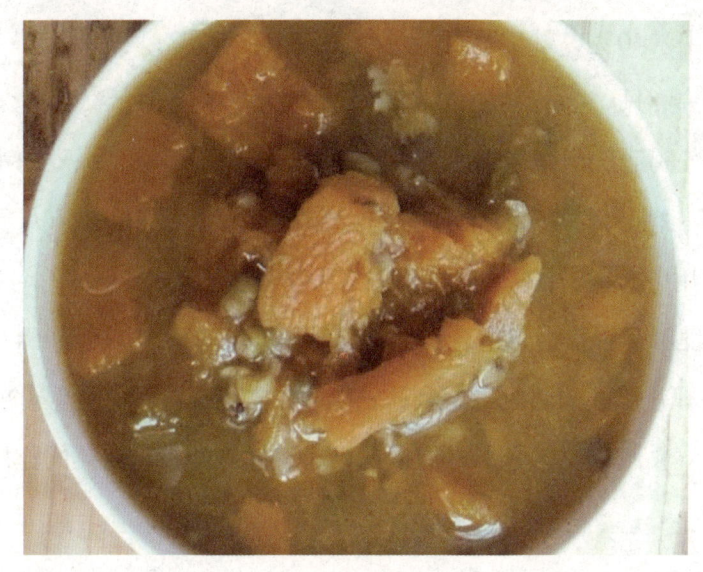

南瓜绿豆汤

润肤生地绿豆大肠汤

原料：生地黄40克，绿豆120克，陈皮1块，猪大肠1条。

制法：猪大肠去脂肪、黏膜，用食盐腌、搓、擦，用水洗净，切段。生地黄、绿豆、陈皮分别用水洗净。加适量水，猛火煲至水开，然后放入以上材料，改用中火续煲2小时，加细盐调味，即可饮用。

功效：清热解毒，凉血止血，润肤滑肠。经常用此汤佐膳，可防止身体燥热而皮肤瘙痒。身体燥热，大便秘结，痔疮肿痛，下血，皮肤瘙痒，牙龈肿痛，咽喉疼痛，生痤疮，流鼻血，都可以用此汤作食疗。

注意：脾胃虚寒及孕妇不宜饮用。

五豆补五脏:超便捷的五脏调养方

祛湿绿豆薏米乳鸽汤

原料: 生米40克,炒扁豆40克,绿豆40克,陈皮1块,灯心草5个,糖冬瓜80克,乳鸽1只。

制法: 乳鸽清洗干净,去内脏及头;生薏米、炒扁豆、绿豆用水浸透。陈皮、灯心草、糖冬瓜用清水洗干净,连同以上全部材一齐放入瓦煲内,加入适量清水,用中火煲3小时,即可供一家大小佐膳之用。

功能: 健脾开胃,清热解毒,滋补肝肾。生薏米、炒扁豆、绿豆、灯心草和糖冬瓜健脾止泻、清热解毒、利尿祛湿;陈皮行气健脾、燥湿化痰,配合有补益肝肾、养精气作用的乳鸽,做成此汤,有健脾开胃,清热的作用。

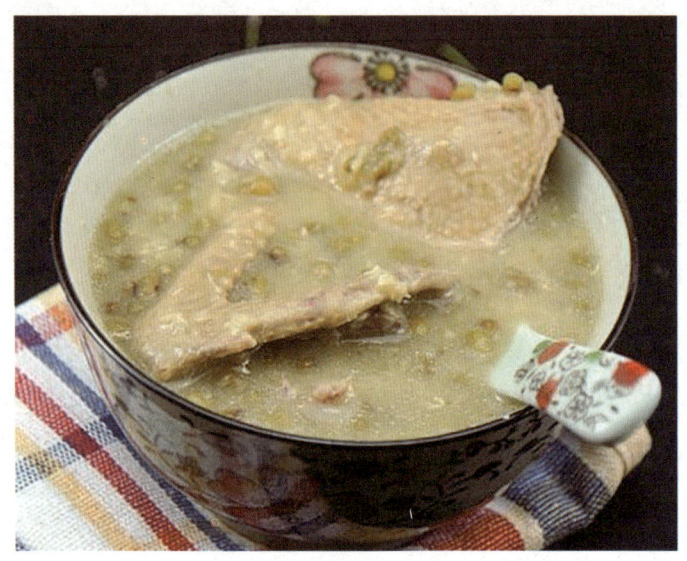

祛湿绿豆薏米乳鸽汤

地黄绿豆猪肘汤

原料： 绿豆40克，鲜地黄160克（或干品40克），陈皮1块，猪肘肉640克，盐少许。

制法： 鲜地黄切片洗净。绿豆浸透，洗干净。陈皮浸透，洗干净。猪肘肉洗干净，放开水中煮10分钟后捞起，控干。瓦堡加入清水，用猛火烧至水开，后放入以上材料，至水再开，改中火至绿豆熟烂，以少许盐调味即可。

功效： 清热解毒，凉血止血，养阴生津。预防皮肤出现痤疮、肿毒症状。若身体燥热，口干喉涸，流鼻血，大便下血，痔疮疼痛，皮肤痤疮、肿毒。可用本汤作食疗。

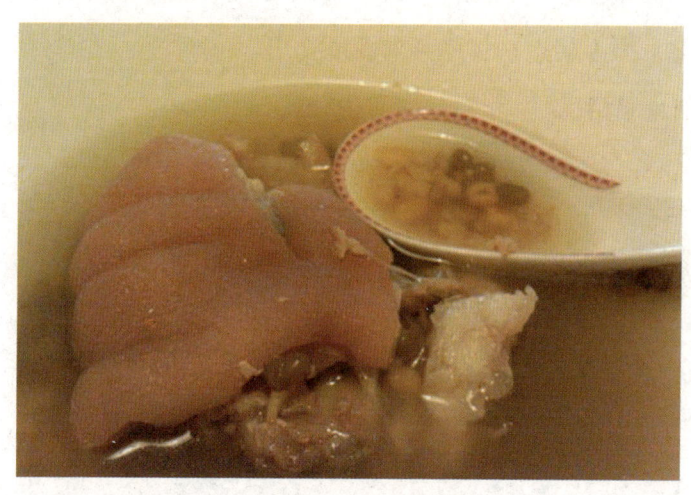

地黄绿豆猪肘汤

五豆补五脏：超便捷的五脏调养方

七、绿豆粥类食疗

海带绿豆粥

功效：清热解毒、退火气。

原材料：白米1杯，绿豆1/3杯，海带丝1/3杯，水10杯，盐、明太鱼粉胡椒粉各适量，芹菜末少许。

做法：白米洗净沥干，绿豆洗净后泡水2小时。锅中加水10杯，煮开放入白米、绿豆、海带丝，稍稍搅拌。待再煮滚时改中小火熬煮40分钟，加入盐、明太鱼粉拌匀，撒上胡椒粉、芹菜末即可食用。

用法：随意服用。

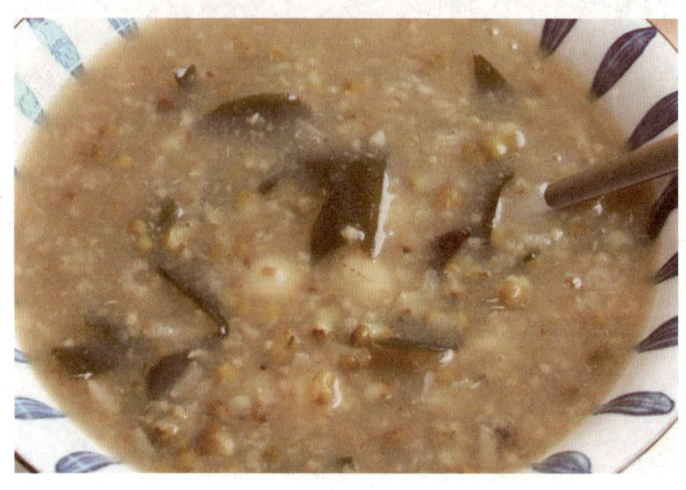

海带绿豆粥

莲叶绿豆粥

原料： 鲜莲叶2大张，糯米100克，绿豆50克，白糖150克，清水1500毫升。

制法： 糯米与绿豆浸泡过夜，淘洗干净，放入锅内加清水上火烧开，熬煮成稀粥。莲叶漂洗干净，用开水烫过，放一张在铝锅底，倒入滚烫的糯米绿豆粥后，上面覆上一张莲叶，盖好铝锅盖，5分钟后，即可去掉莲叶，调入白糖拌匀食用。

功效： 清暑解热，生津止渴。主治胸烦口渴、腹痛、损伤败血等症。

绿豆莲子粥

原料： 大米100克，绿豆80克，莲子30克，陈皮2片，白果、百合各20克，白糖适量。

制法： 将大米、绿豆淘洗干净；白果去壳、去衣、去芯，洗净；陈皮浸软，刮洗干净；百合用清水洗净，浸泡待用。点火，放水烧沸，加入大米、白果、绿豆待再次滚沸，改用小火续煮，不断搅动，约煮2小时。当粥黏稠时，放入百合，加进白糖，待糖融化后略滚片刻，即可装碗。

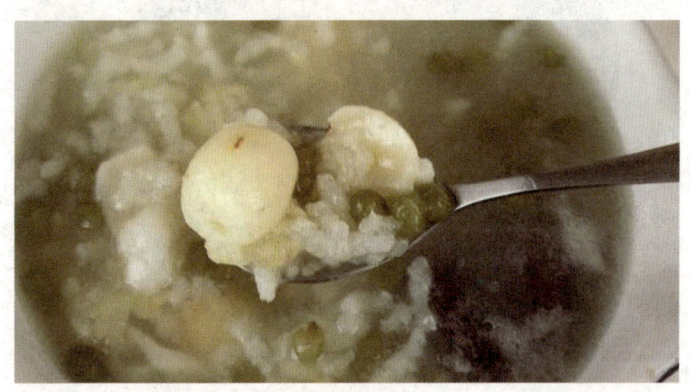

绿豆莲子粥

五豆补五脏：超便捷的五脏调养方

油菜绿豆粥

原料： 大米100克，油菜150克，绿豆50克，精盐少许。

制法： 大米淘净，油菜洗净切成2厘米长的段。绿豆淘洗干净。将绿豆放入锅内先煮30分钟，然后把大米、油菜放入锅内，加清水适量，再用武火烧沸后，转用文火煮至米烂成粥，再加精盐搅匀而成。

服法： 每日2次，作早、晚餐用。

功效： 行血散滞，消肿。适用于风毒热邪、丹毒、疮、骨质疏松等症。

百合绿豆粥

原料： 大米150克，百合20克，绿豆50克。

制法： 将百合、绿豆洗净，去泥沙；大米淘洗干净。将绿豆、百合、大米同放锅内，加水置武火上烧沸，再用文火煮35分钟即成。

功效： 清暑生津，调节血糖。适用于暑热烦渴、疮毒水肿、高血压等症。

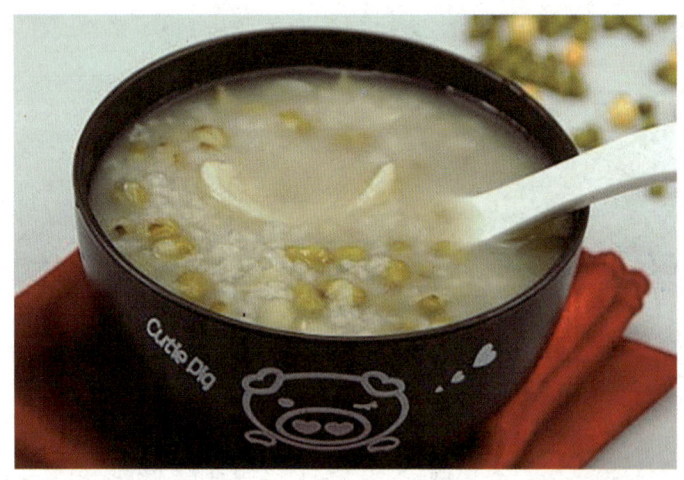

百合绿豆粥

甘草绿豆煲米饭

功效： 生津止渴、清热解毒。

原材料： 生甘草30g，绿豆100g，大米100g。

做法： 把生甘草切片，绿豆、大米淘洗干净。把大米、生甘草、绿豆同放入锅内，常规加水煲饭，煲熟即成。

用法： 每日2次，可当主食，早、晚食用。

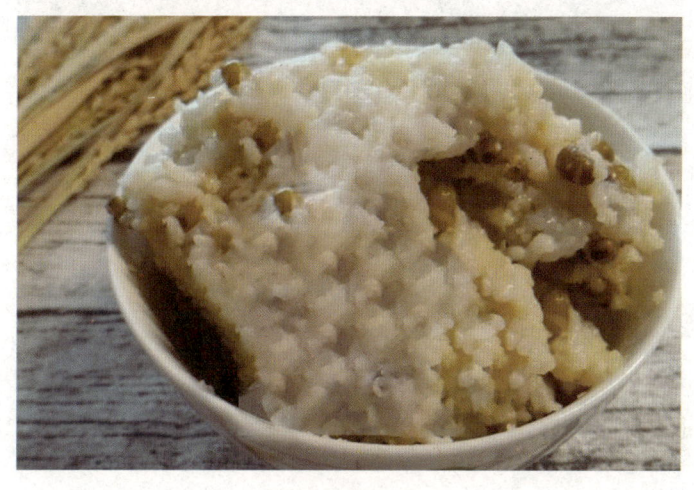

甘草绿豆煲米饭

绿豆荷叶粥

原料： 绿豆50克，鲜荷叶1张，梗米100克，白糖100克，清水适量。

制法： 将绿豆淘洗干净，用清水浸泡。鲜荷叶冲洗干净。梗米淘洗干净。取锅放入清水、绿豆，先用旺火煮沸后，再改用小火煮至半熟叶，加入荷叶、梗米，续煮至粥成，去除荷叶，以白糖调味后进食。

五豆补五脏：超便捷的五脏调养方

功效：清热解暑，生津止渴。适用于暑热烦渴，中暑头晕，暑湿泄泻，以及内火重者。本品颜色淡绿，清香适口，是夏季时令佳品。

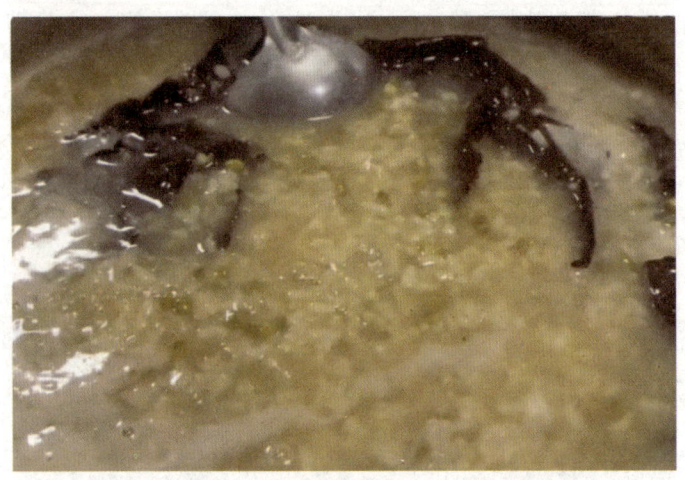

绿豆荷叶粥

第六章

红豆补心

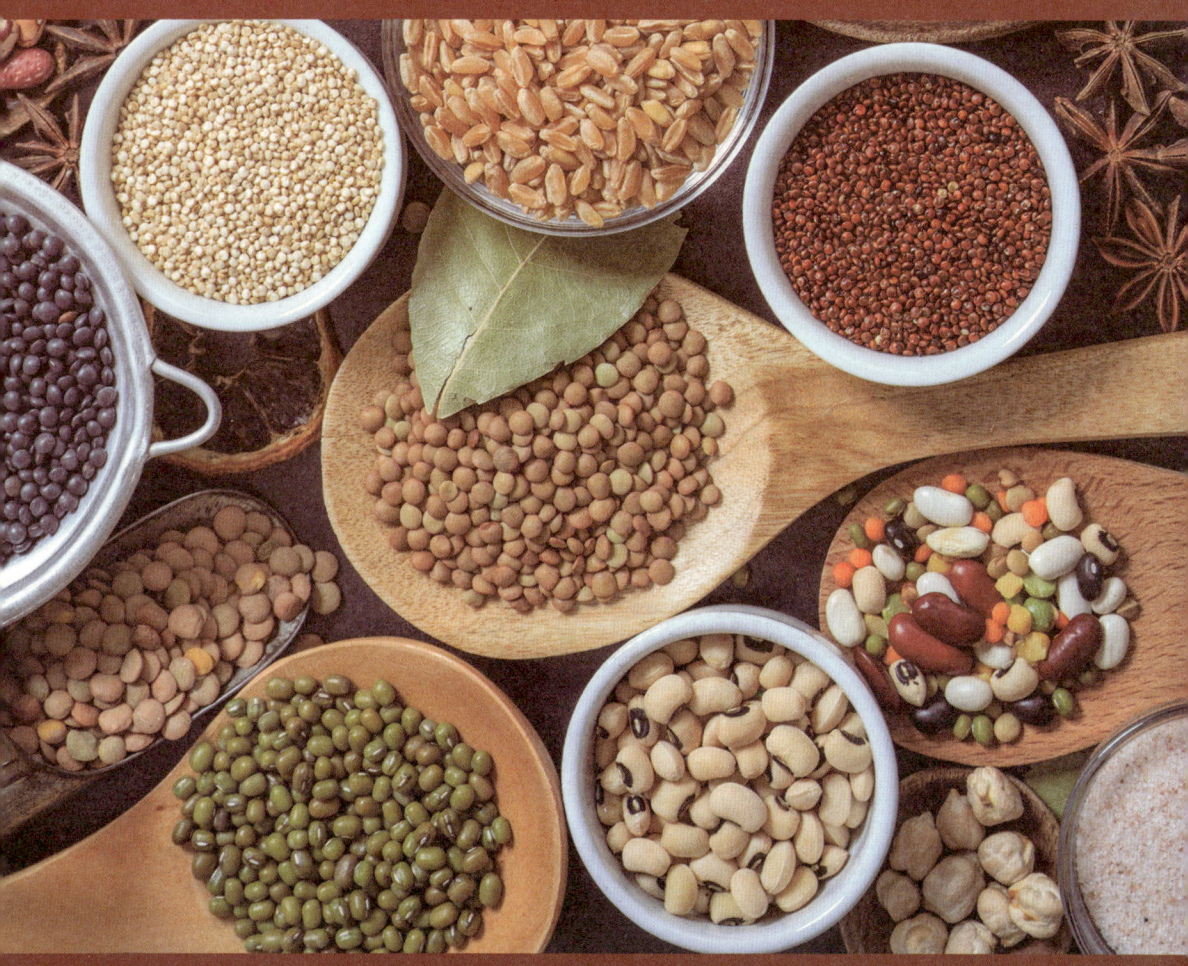

五豆补五脏：超便捷的五脏调养方

一、红豆概述与营养

红豆又称赤小豆、赤豆、红小豆，起源于中国。味甘、酸，性平，归心、小肠经。

具有除热毒、消胀满、利尿、通乳、补血之功效。

红豆起源于中国，在喜马拉雅山山区有野生种和半野生种。日本由中国经朝鲜传入，并在日本形成次生中心。栽培面积以中国最大，次为日本和朝鲜。

> **营养成分**：红豆每百克含水12.6克，蛋白质20.2克，脂肪0.6克，糖类63.4克，膳食纤维7.7克，维生素A 13微克，胡萝卜素80微克，硫胺素0.16毫克，核黄素0.11毫克，烟酸2毫克，维生素E 14.36毫克，钙74毫克，磷305毫克。

红豆富含淀粉，因此又被人们称为"饭豆"。具有"行津液、利小便、消胀、除肿、止吐"的功能，被李时珍称为"心之谷"。红豆是人们生活中不可缺少的高营养多功能杂粮。

二、红豆的食疗功效

红豆可整粒食用，一般用于煮饭、煮粥，做赤豆汤或冰棍、雪糕之类。用于菜肴有"红豆排骨汤"等。由于赤豆淀粉含量较高，蒸后呈粉沙性，而且有独特的香气，故常用来做成豆沙，以作为各种糕团面点的馅料。红豆还可发制红豆芽，食用同绿豆芽。

现代研究认为，红豆中含有治疗便秘的膳食纤维及促进利尿作用的钾。此两种成分均可将胆固醇及盐分对身体不必要的水分排泄出体外，因此被视为具有解毒效果。

红豆以粒紧、色紫赤者为佳，健脾利水，解毒，清利湿热。红豆煮粥食之，有健脾养心、利水湿之作用。凡脾虚不运、腹水胀满、小便不利、黄疸、泻痢者皆可食之。

红豆用于治疗心源性和肾源性水肿、肝硬化腹水、脚气病浮肿和外用于疮毒之症，都有一定效果。

红豆水提取液对金黄色葡萄球菌、福氏痢疾杆菌和伤寒杆菌等有抑菌作用。

红豆煎水或入药，有清热利水的功效，可治急黄、肠、痔痢下血、风疹瘙痒等。红豆杆末，鸡蛋清调匀外涂，可治热毒浮肿。

三、红豆选购、存储与注意事项

《本草纲目》还提醒我们："赤小豆以紧小而赤黯色者入药，其稍大而鲜红淡色者，并不治病。"还有一种形似赤小豆，半红半白，俗称相思豆，不可入药，此药有毒。赤小豆质硬而不易煮烂，所以为了提高药效，建议将赤小豆打碎入药，或先浸、久煎以使其有效物质充分利用。

将拣去杂物的红豆摊开晒干，以3~5斤为单位装入塑料袋中，再放入一些剪碎的干辣椒，密封起来。然后将密封好的塑料袋放置在干燥、通风处。

此方法可以起到防潮、防霉、防虫作用。能使红豆保持1年不坏。

还可将红豆放在开水中浸泡10分钟，然后捞出晒干，放入缸里收藏起来，

五豆补五脏：超便捷的五脏调养方

可保存很长时间，且不会生虫。

将两三瓣大蒜放入装红豆的容器中或口袋中，可使其2~3年不被虫蛀。

与红豆相宜的食物：

鸡肉，补血明目、驱风散毒，营养全面。

南瓜，健美润肤。鲤鱼，利水消肿。

乌骨鸡，滋阴养血，利水消肿。

花生、大枣，补益心脾，利水消肿。

与红豆相克的食物：

猪肉，同食易引起腹胀气滞。

羊肚，性味功能相反。

羊肝，同食易发生食物中毒。

梗米，易引发口疮。

毛肚，会影响微量元素吸收。

四、中医药对红豆的认知

红豆是药食同源的一味食材，具有理气活血，清热解毒的功效。主治心胃气痛，疝气疼痛，血滞经闭，无名肿毒，疔疮。具有除热毒、消胀满、利尿、通乳、补血之功效，主治心肾水肿、胰腺炎、肿脓血、乳汁不通等症，尤以妇科配方使用最多。贴敷可治扭伤、血肿及热毒肿等病症。

《四川常用中草药》："理气，通经。治疝气，腹痛，血滞，经闭。"

第六章 红豆补心

《梅师集验方》所载：桑枝烧存性，淋汁，赤小豆煮熟空腹食之令其饱，饥则食尽，不吃饭。这是一种药食疗法，不拘量地食用赤小豆，以赤小豆代饭。

《本草纲目》说，赤小豆"治产难，下胞衣，通乳汁。和鲤鱼、鳘鱼、鲫鱼、黄雌鸡煮食，能利水消肿"。并说："赤小豆小而色赤，心之谷也。其性下行，通乎下肠，能入阴分，治有形之病。故行津液，利小便，消胀除肿止呕。

《太平圣惠方》赤小豆散治急黄身如金色：赤小豆一两，丁香一分，黍米一分，瓜蒂半分，熏陆香一钱，青布五寸（烧灰），麝香（细研）一钱。上药捣细罗为散，都研令匀。每服不计时候，以清粥饮调下一钱；若用少许吹鼻中，当下黄水。

《药性本草》记载："治热毒，散恶血，除烦满，通气，健脾胃，令人美食。捣末同鸡子白，涂一切热毒肿。煮汁，洗小儿黄烂疮，不过三度。"后世用赤小豆主要取其消肿利水以除湿，清热解毒以疗疮之功。

需要注意的是，赤小豆既是五谷杂粮，又是消肿、解毒之中药，为药食兼优之佳品。

然而临证应用需知其利除其弊，注意虚实，辨证用之。

《本草新编》中说："赤小豆，可暂用以利水，而不可久用以渗湿。湿证多属气虚，气虚利水，转利转虚而湿不能去矣！况赤小豆专利下身之水而不能利上身之湿。盖下身之湿真湿也，用之有效；上身之湿，虚湿也，用之益甚，不可不辨。"

这里告诉我们用赤小豆消肿利水，需随时注意虚实之变，若利水而致虚，可减少药量，或暂时停服，或增加补虚之品，如气虚加黄芪、白术、山药；血虚加当归、阿胶等。

陶弘景也说："赤小豆逐津液，利小便，久服令人枯燥。凡水肿胀满，总

五豆补五脏：超便捷的五脏调养方

属脾虚，当杂补脾胃药中用之，病已即去，勿过剂也。其治消渴，亦借其能逐胃中热从小便利去，若用之过多，则津液竭而渴愈甚。戒也。"注意其不良反应，随时观察虚实，兴利除弊。

五、红豆的现代药理研究

现代研究表明，红豆具有抗氧化、增强免疫、抑菌等药理作用，被广泛应用于临床辅助治疗。

治疗急性肾炎、肝硬化腹水、腮腺炎、炎性外痔、皮肤病等有一定疗效。

又因其具有一定的补益作用，加之美味，是一味药食兼优的现代药品及保健品。

此外，红豆中含有大量用于治疗便秘的纤维及促进利尿作用的钾。此两种成分均可将胆固醇及盐分对身体不必要的成分排泄出体外，因此具有解毒效果。

红豆还可辅助治疗心源性和肾源性水肿、肝硬化腹水、脚气病浮肿，外用于疮毒之症。

红豆水提取液对金黄色葡萄球菌、福氏痢疾杆菌、伤寒杆菌等有抑菌作用。

红豆中含有大量蛋白质、糖类、纤维、少量脂肪及微量维生素等。此外还含有三菇皂苷、植物甾醇、红豆红色素、树皮素。在红豆乙醇提取物中分离到了儿茶素、槲皮素、杨梅黄酮等黄酮类化合物。这类物质具有广泛药理作用，如抗氧化、抗肿瘤、抗血管生成等。

六、红豆的临床应用

治流行性腮腺炎：

取红豆50~70粒，捣碎为末，以温水（或鸡蛋清、蜂蜜）调为糊状，摊在敷上，敷于患处，胶布固定。一般用药1次即可消肿而愈。

治热毒肿、血肿及扭伤：

红豆适量，择净后研为细末，用蜂蜜或冷开水调敷患处。已溃烂的疮疡敷在创口周围，暴露疮口以便排脓。每天2次，连敷3~6天。

治细菌性痢疾：

取红豆10克，糯米50克，择净后用水淘洗干净，加入适量清水煮粥。熟后，赤痢加入白糖50克，白痢加入红糖50克。胃能受纳者1次顿服，不能受纳者分2次服。儿童酌减，每天服3次。适用于湿热型菌痢。

治产妇缺乳：

每天早、晚各用红豆250克，加水1500~2000毫升，浸泡15~20分钟，煮熟，去豆饮汤。连续服3~5天。

治产后恶露不净：

红豆50~100克，煮汤，加红糖适量，代茶频饮。每天1剂，连服7天。

五豆补五脏：超便捷的五脏调养方

治心源性水肿：

古方真武汤（茯苓10克，附子10克，白术10克，生姜5克，红豆30克，炙桂枝10克，老茶树根30克），或加陈葫芦壳30克、通草6克更佳。在药物治疗同时，配以红豆煮粥食之。红豆粥即以红豆30g，薏苡仁30g，粳米适量煮粥，淡食或加糖食之，以不加盐为可增强利尿消肿之功。

治肾病水肿：

黄芪防己汤（黄芪30克，防己10克，白术10克，生姜5克，红豆30克，大枣7枚），或加玉米须30克，益叶草30克更佳。

治肝源性水肿：

三棱10克，莪术10克，炙鳖甲10克，马鞭草30克，红豆30克。水煎服。

七、红豆补心主食

桂花红豆糕

原料：糖桂花14克，糯米粉、粳米粉各500克，红豆、白糖各100克。

制法：红豆洗净煮烂备用。将糯米粉、粳米粉、白糖倒入盆内，拌匀，取出少许做面料用。随后分次倒入清水，用双手拌揉至水全部吃尽，再把煮烂的红豆倒入拌匀。取木蒸笼一只，下面垫上一块蒸布，把拌匀的糕倒入，开着盖用旺火沸水蒸约20分钟，见蒸汽直冒，面上蒸粉呈红色时，再把少许用作面料的糕粉均匀撒在上面,加盖略焖面片刻,即熟,在蒸糕上撒上糖桂花,用刀切成方块食用。可作主食或点心,随量食用。

功效:补益脾胃,强壮身体。适用于脾胃虚弱力者。

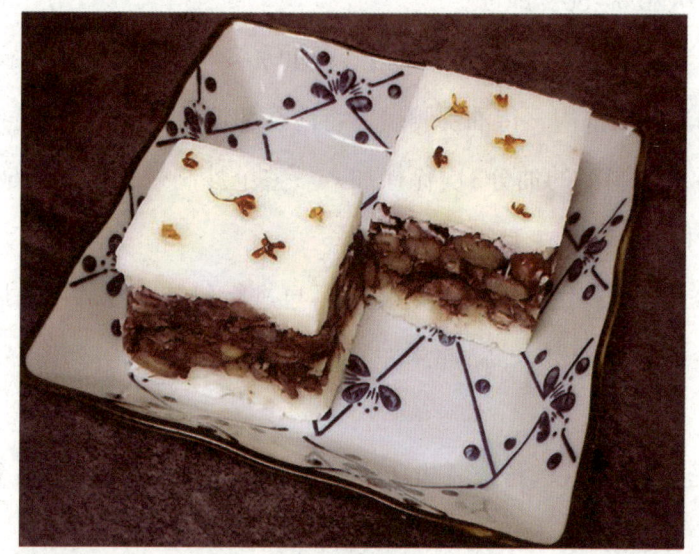

桂花红豆糕

红豆沙

原料:选择无病、无虫、无霉烂的优质红豆,除去原料中的砂粒等杂质,用清水冲洗2~3遍。

制法:

第一步,浸泡水温控制在20°C左右,时间8~12小时,泡好的豆应为原重的1~1.2倍。

第二步,将浸泡好的豆放入锅内,加水量以略过豆面为宜。一般浸泡过的

五豆补五脏：超便捷的五脏调养方

豆煮制时间为30～45分钟，未浸泡的豆煮制时间为60～90分钟。

第三步，煮完的豆应有10%～15%的裂口，用手轻轻一捻，刚好可搓掉豆皮。

第四步，将煮好的豆捞出，控干水分，趁热进行打浆至沙浆。用离心机脱水至含水率达50%～60%即可。

第五步，棕榈油12%～15%，白砂糖40%～45%，红豆30%～35%。先取一半棕榈油倒入锅内，待油沸腾后，将沙浆和糖一并倒入锅内搅拌，至沙浆略为黏稠后，将剩下的油分3次徐徐加入。整个炒制过程控制在60～90分钟，成品含水量控制在15%～20%。

第六步，炒制好的豆沙成品应冷却后再进行包装。冷却可采用自然冷却法，即将炒好的豆沙倒入高5厘米左右的不锈钢托盘中，冷却至室温后进行包装。

说明： 红豆沙是我国传统风味食品，广泛应用于食品加工的各个方面。

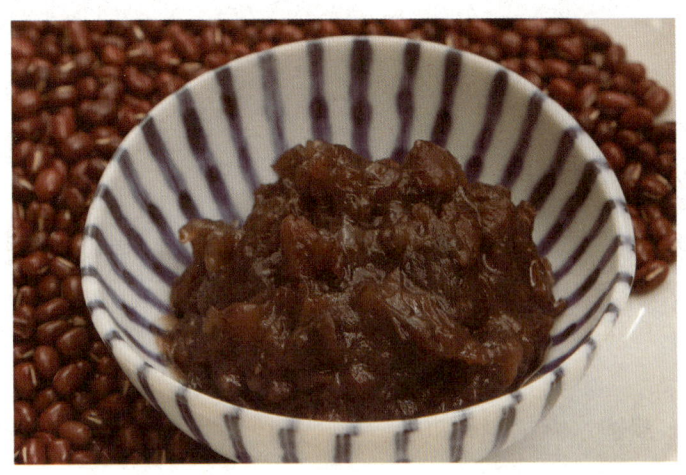

红豆沙

蜜汁山药饼

原料： 山药500克，糯米粉100克，炒豆沙泥100克，麻油50克，菜油100克（实耗60克），白糖200克，桂花酱4克。

制法： 首先将山药洗净，入笼蒸熟，取出放凉，剥去外皮后压成细泥，加入糯米粉50克搅匀。另取少量糯米粉撒在面案上，把山药泥放在糯米粉上面，摊成2厘米厚的大饼，上面再撒些糯米粉，用刀切成2.5立方厘米的块。将豆沙用手搓成1厘米粗的长条，再切成1厘米的块，将山药泥逐块压扁，蘸着糯米粉，放上豆沙，包成圆形，再压成扁圆形的饼。

然后炒锅置中火上，下油烧至七成热时，放入山药饼，约炸5分钟呈黄色，捞出。炒锅置旺火上，加入芝麻油、白糖各50克，炒至红色时，加入开水200克、白糖150克、桂花酱，烧沸，拣去桂花酱渣，改用微火煎成浓汁，加入山药饼，翻炒几下，沾满糖汁即成。

功效： 健脾养胃，补肺益心。适用于心脾两虚所致的食少、便溏、白带增多等症。

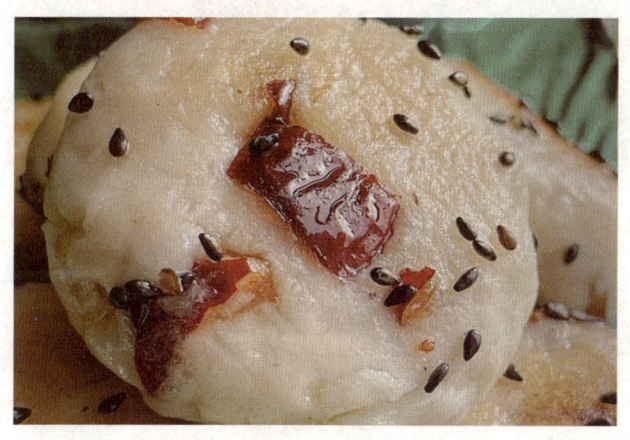

蜜汁山药饼

五豆补五脏：超便捷的五脏调养方

日本红豆饭

原料： 糯米300克，大米150克，酒2匙，盐1匙，红豆80克，黑芝麻盐（黑芝麻和盐一起稍微炒一下即成）适量。

制法： 先煮豆，让红豆先在大火下滚开一次，然后倒掉开锅的水，加新水600毫升，小火煮，煮到红豆还有一点硬就可以了。取出红豆，注意煮豆的汤要留着不能扔掉。用汤勺不断地盛起汤后再倒回锅里，让它尽量与空气接触，色泽会更加鲜艳。

淘米。糯米和大米一起淘。将米倒进锅里，少放一些水，再将红豆汤、红豆、酒、盐一起放入，浸泡1小时后开始蒸饭。饭蒸好以后，不要开盖，焖15分钟，然后打开锅盖轻轻搅拌，吃时在饭上撒黑芝麻盐即可。

说明： 红豆饭在日本称为"赤饭"，不仅营养丰富，还因为颜色微微泛红，被当作喜庆的饭。

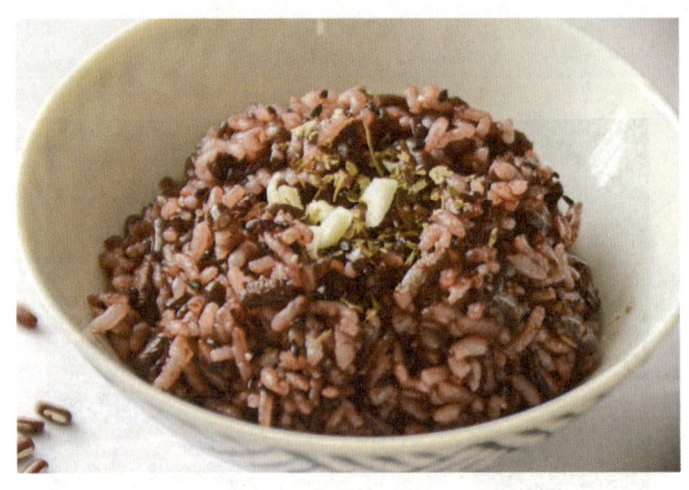

日本红豆饭

第六章 红豆补心

做好的红豆饭看上去晶莹剔透，泛着红色光泽，具有丰富的营养。黑芝麻中维生素E含量丰富，可延缓衰老，还能滋补肝肾、润养脾肺，让人的脸色更红润。红豆在所有谷类中维生素B含量最高，可以帮助人们消除体内多余的糖分，大大提高食欲。

八、红豆补心食疗

红豆鸭汤

原料：鸭一只，红豆50克，茯苓皮30克，陈皮10克，葱、姜、料酒、精盐、味精等调料各适量。

制法：鸭去毛及内脏，洗净。将洗净的红豆、茯苓皮、陈皮、葱、姜放入鸭腹内。把鸭放入锅中，加适量水、料酒、盐各少许。用文火烧至鸭肉熟烂，加味精调味即可。

功效：健脾补心消肿。适用于脾虚水肿病人。红豆性善于下行，通利水道，使水湿下泄而消肿，故适用于水肿胀满，脚气浮肿。茯苓皮利水消肿。鸭肉滋阴补虚，利尿消肿。本药膳三味相合，有较好的健脾利尿消肿作用。

红豆煨鲤鱼

原料：红豆90克，鲤鱼500~800克。

制法：取红豆、鲤鱼，用瓦煲煨烂即可。

说明：红豆煨鲤鱼，是民间治脚气的专药，也是治水肿单方，且擅治孕妇水肿，因为它有祛水气而达到安胎的作用，是治疗水肿较理想的饮食方法。同时，亦可用于治疗妇女产后乳汁不足，因为鲤鱼还有通乳功能，可以使乳汁增多。

此外，脚气病大都是由于受湿或缺乏营养引起的。这种病的症状，常见筋脉弛缓、脚足浮肿无力。治疗方法是健脾去湿，而红豆煨鲤鱼则具有这种功效。

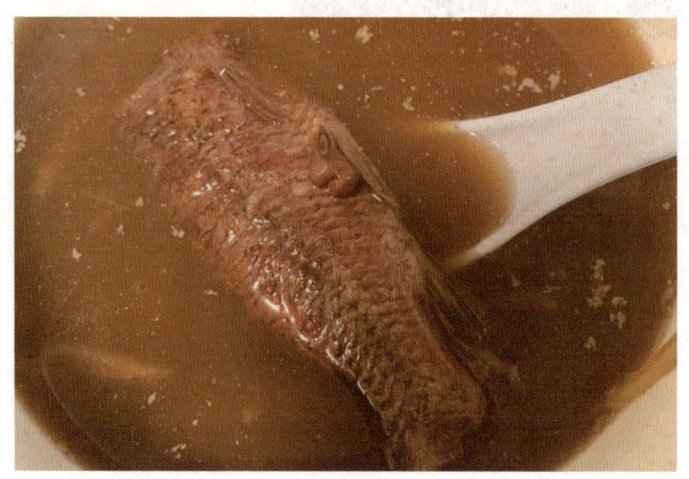

红豆煨鲤鱼

冬瓜煲生鱼

原料：生鱼1条（100～500克），冬瓜（连皮）500克，红豆60克，葱头5枚。

制法：取新鲜生鱼（去鳞和肠脏）、冬瓜（连皮）、红豆、葱头，加清水适量，煲汤，不要加盐。

功效：补脾，利水，消肿。且补脾而不留邪，利水而不伤正气。民间用来治疗急性肾炎和慢性肾炎所致的水肿和肝病腹水等。《本草疏证》认为红豆有

第六章 红豆补心

"既损其盛,又补其衰"之作用。

冬瓜,味甘、性微寒。功能是清热利尿。常用于治疗水肿腹胀、小便不利等症。

生鱼学名乌鳢,又称黑鱼。味甘、性寒,功能补脾利水。《食医心镜》以生鱼、冬瓜、葱白煮食"治十种水气病"《本草经》说它"主湿痹,面目浮肿,下大水"。常用于治疗水肿等症。

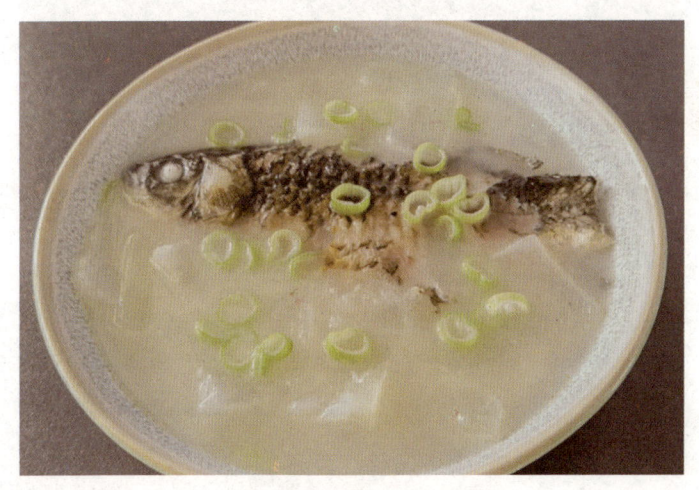

冬瓜煲生鱼

黄鸭红豆汤

原料: 黄鸭一只,红豆30克,陈皮30克,花生米30克,冬瓜皮100克。酒、盐、胡椒粉、姜片、葱段各适量。

制法: 将红豆去杂洗净。陈皮、冬瓜皮、花生米去杂质洗净。陈皮、冬瓜皮装入纱布袋扎口。野鸭去毛,去内脏,斩去脚爪,洗净。放入沸水锅内氽一

五豆补五脏：超便捷的五脏调养方

下，捞出洗净、斩块。烧热锅放入鸭块煸炒，放入葱、姜、料酒，煸炒至水干。注入适量清水，加入盐、胡椒粉、红豆、花生米、药袋。共煮至肉熟烂，拣出药袋、葱、姜，盛入汤盆中即成。

说明：黄鸭红豆汤可为人体提供丰富营养，具有补心益气、利水消肿功效。民间用于治疗营养不良性水肿，常人食之可减肥。

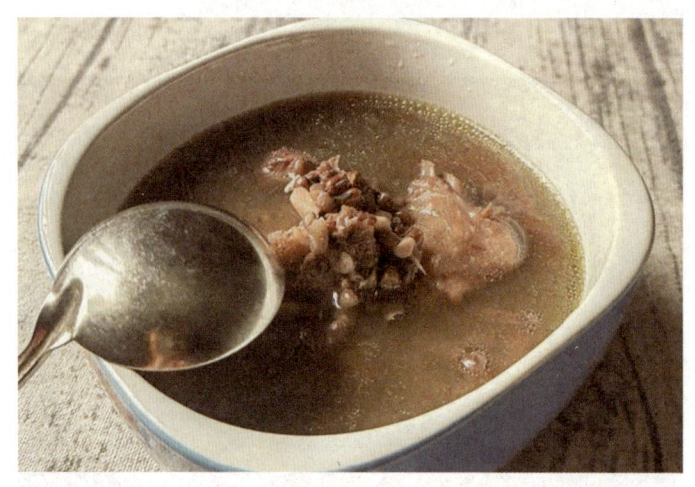

黄鸭红豆汤

冬瓜红豆汤

制法：将冬瓜、红豆加水2碗煮沸，用小火煨20分钟即可。

用法：不加盐或少加盐，每日服2次，食瓜喝汤。

功效：利小便、消水肿、解热毒。适用于急性肾炎水肿、尿少者。冬瓜含钠较低，是肾病水肿病人的理想食品。

注意：慢性肾炎脾肾虚寒者不宜食用。

第六章　红豆补心

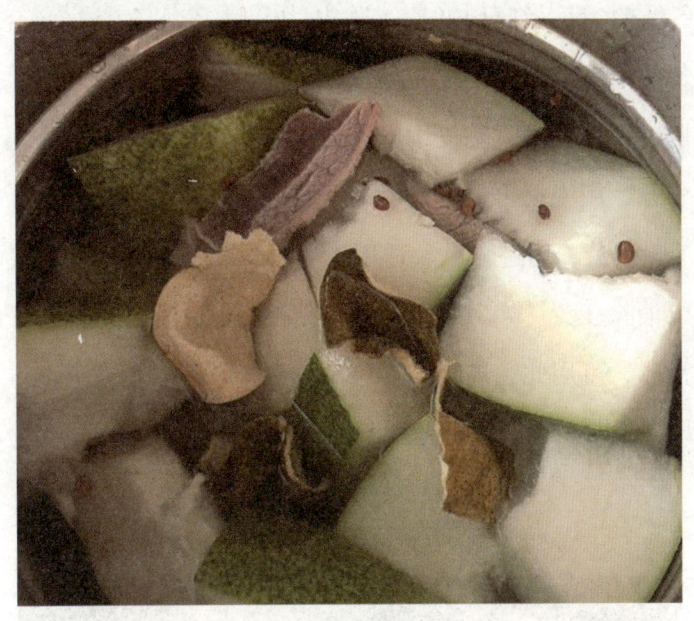

冬瓜红豆汤

淮莲白术红豆瘦肉汤

原料：红豆150克，瘦肉320克，姜2片，莲子150克，淮山药12克，白术15克。

制法：将红豆洗净，加入各种材料及瘦肉，放入水4碗，煲3小时，即可饮用。豆熟可做菜食，汤亦鲜甜。

功效：此汤能止血，止妇女白带过多。止久痢、久泻，治胃寒、胃气及止泻。红豆含维生素。此汤暖胃止泻，补益精气。

五豆补五脏：超便捷的五脏调养方

红豆冬瓜鲤鱼汤

原料： 冬瓜640克，红豆120克，陈皮1块，鲤鱼一条（约640克）。

制法： 冬瓜用水洗净，去皮，冬瓜瓤切厚片；红豆用水浸透，洗净；鲤鱼去掉鳃和肠脏，可不去鳞。陈皮用水浸透洗净。将材料全部放入瓦煲内，加适量水，煲至水开，用中火再煲3小时，以细盐调味即可。

功效： 消除疲劳，增进食欲。适用于肝硬化病。在潮湿的天气时饮用，可使小便顺畅，消除疲劳。如患肝硬化病，精神不振，胃口不开，下肢酸软，舌胖，舌边有齿印，可用此汤佐膳作食疗。

注意： 凡肾气虚，小便频密者及孕妇，不宜饮用。

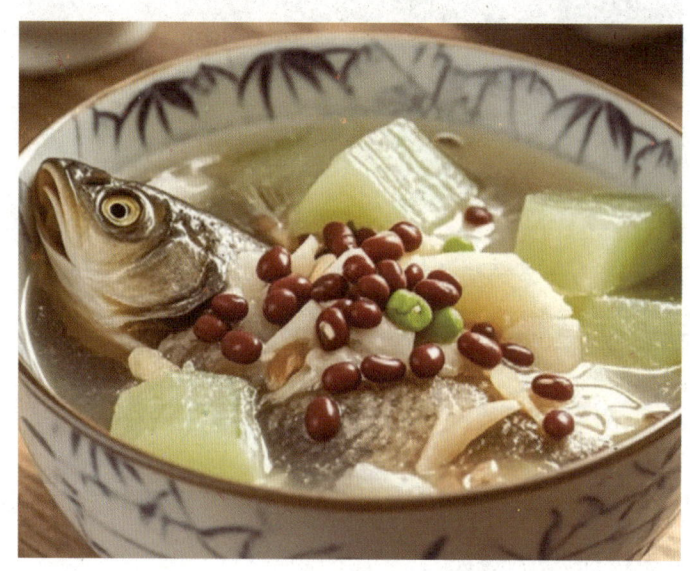

红豆冬瓜鲤鱼汤

第六章 红豆补心

鸡骨草红豆泽泻瘦肉汤

原料： 鸡骨草80克，泽泻20克，红豆80克，陈皮1块，蜜枣4枚，猪瘦肉120克。

制法： 鸡骨草、泽泻和红豆用水浸透，洗净，滴干水。陈皮、蜜枣和猪瘦肉用水洗净。加水入瓦煲内，煲至水开，放入全部材料，用中火煲3小时，加入细盐调味即可。

功效： 清利湿热，利尿退黄。在肝炎流行期间，或曾与肝炎患者接触，饮用此汤对预防肝炎有一定作用。如患上了肝炎病症，全身泛黄，倦怠无力，无胃口，小便黄赤，可煲此汤佐膳作食疗。身体虚弱之人也宜多饮用。

红豆冬瓜生鱼煲排骨

原料： 冬瓜1280克，生鱼1条，红豆80克，排骨320克，陈皮1块。

制法： 冬瓜、红豆分别洗净。冬瓜去瓤，连皮切大块。红豆沥干，陈皮浸软洗净；排骨洗净斩开数块，放入沸水中煮数分钟，捞起沥干。生鱼（黑鱼）剖洗干净，去鳞及内脏。烧热锅加少许油，把生鱼煎至两面鱼身微黄后铲起。煲中注入清水，先放入红豆、陈皮，猛火煲至滚，再放入生鱼、冬瓜、排骨，用慢火煲2小时，调味即可。

功效： 利水祛湿，消肿解毒，生津止渴。

红豆莲子清鸡汤

原料： 红豆120克，莲子肉80克，陈皮1块，鸡1只（约1000克）。

制法： 将鸡剖开洗净，去毛，去内脏及肥油，放入开水中煮5分钟，捞起，沥干水。红豆、莲子肉和陈皮用水洗净。莲子肉保留莲子衣，去芯。加适

五豆补五脏：超便捷的五脏调养方

量水，猛火煲至水开，放入全部材料，用慢火再煲汤3小时，加盐调味，即可饮用。

功效：健脾开胃，补血养颜，宁心安神。主治身体虚弱、头晕眼花、心悸失眠。

此汤取材便利，制法简单，补益功效大，且补而不燥，适合平常人补身之用，也适合虚不受补之人饮用。如身体血虚或妇人产后、脾胃虚弱、身体瘦弱之人经常头晕、眼花、心悸、失眠，都可用此汤佐膳作食疗。

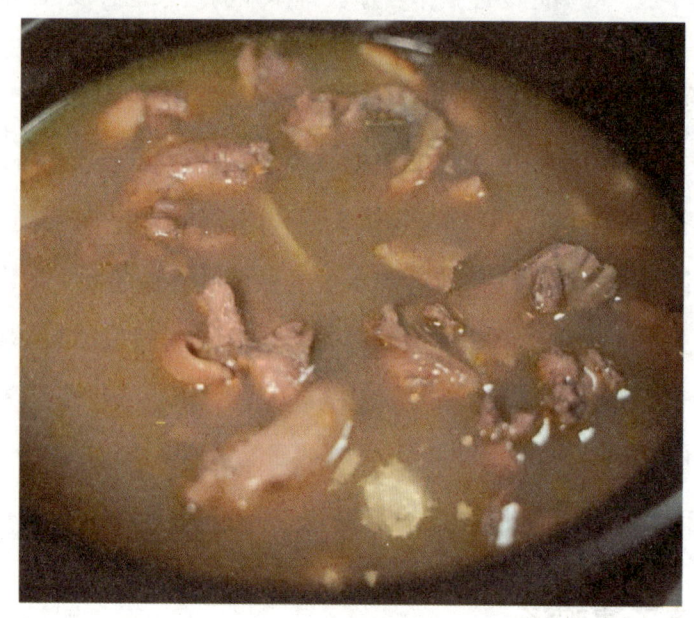

红豆莲子清鸡汤

九、红豆营养粥

红豆粥

原料: 大米200克,红豆50克,精盐、味精各少许。

制法: 将红豆、大米淘洗干净,放入锅内,加水适量,置炉上用武火烧沸,用文火煮熬成粥。在粥内放入精盐、味精即成。

功效: 健脾,补心,利水。适用于水肿、湿脚气、肥胖、骨质疏松等症。

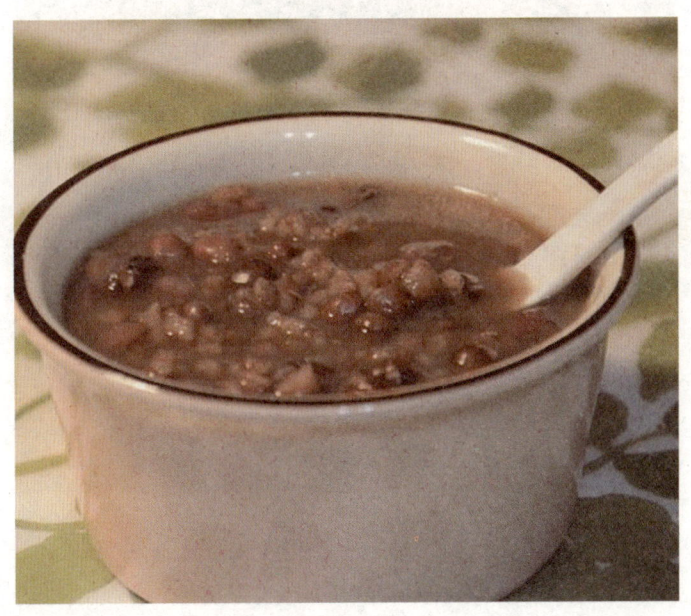

红豆粥

五豆补五脏：超便捷的五脏调养方

红豆山药粥

原料： 红豆50克，山药30克，白糖少许。

制法： 将红豆洗净，放入锅内，鲜山药去皮，切成薄片待用。将盛有红豆的锅加水适量，置火上烧沸，再用文火熬煮至半熟，然后加入山药片、白糖，继续煮熟即成。

功效： 清热，利湿，止泻。适用于倦怠腹胀、舌干口渴、骨蒸潮热。

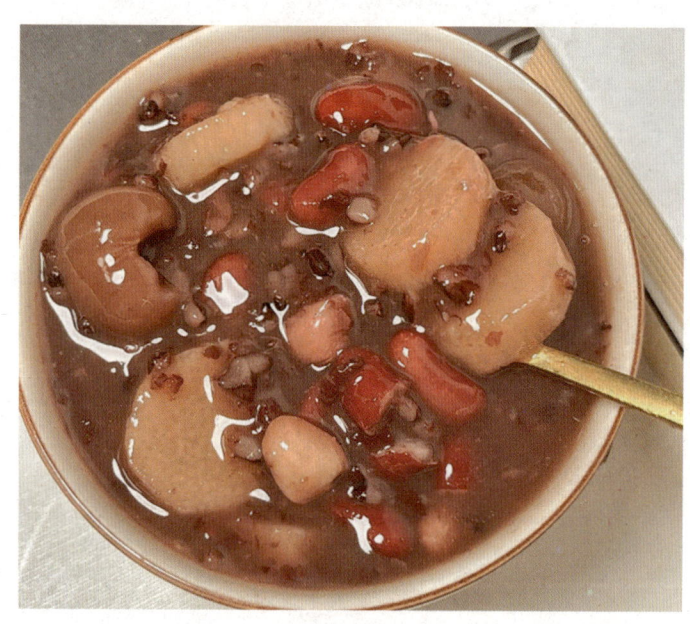

红豆山药粥

第六章 红豆补心

红豆冬瓜粥

原料： 大米100克，红豆30克，冬瓜50克。

制法： 红豆浸泡一夜，去泥沙，淘洗干净。大米淘洗干净。冬瓜去皮，切成3厘米见方的块。将大米、冬瓜、红豆同放在锅内，加水置武火上烧沸，再用文火煮35分钟即成。

功效： 消肿、减肥。

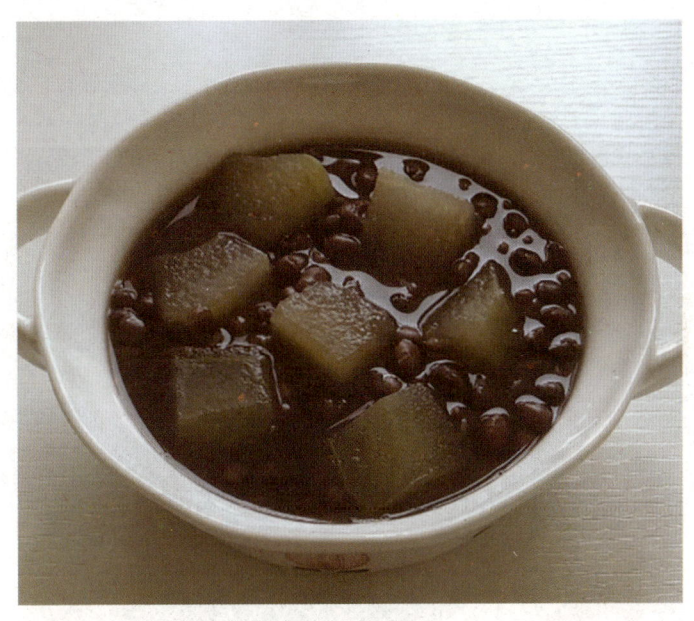

红豆冬瓜粥

五豆补五脏：超便捷的五脏调养方

红豆糯米粥

原料：红豆100克，糙糯米100克，红糖50克，桂花糖10克，玫瑰糖10克，清水1500毫升。

制法：将红豆与糙糯米分别浸泡过夜，淘洗干净，放入锅内，加清水。上火烧开后转用小火慢慢熬煮直至极烂，再加入红糖、桂花糖、玫瑰糖调匀即成。

功效：健脾益心，消肿解毒，和血排脓，利水通乳。

主治：老年性肥胖症、水肿、脚气、黄疸、泻痢、便血、(疮)肿毒，产后乳少等症。

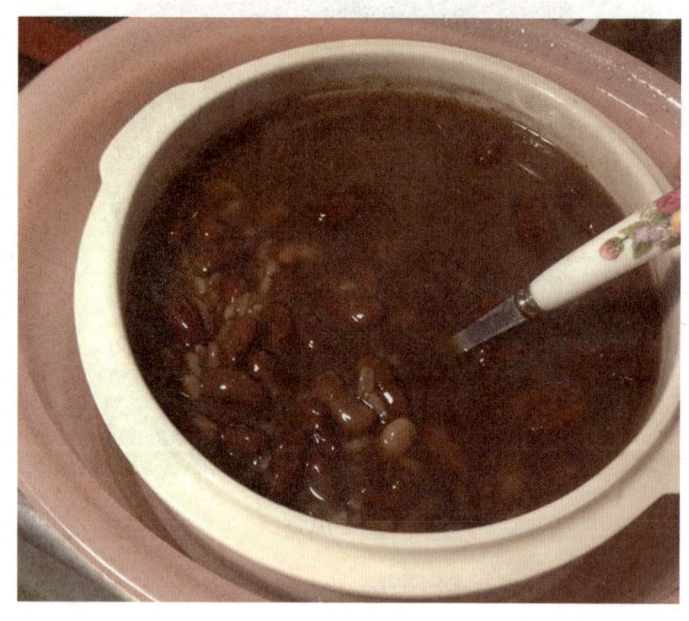

红豆糯米粥

核桃红豆粥

原料： 大米200克，核桃仁30克，红豆50克，精盐、味精少许。

制法： 将红豆、核桃仁、大米淘洗干净，放入锅内，加水适量，用武火烧开，再用文火熬煮成粥。在粥内放精盐、味精，搅匀即成。

功效： 益智健脑，润肠通便。适用于精神倦怠、水肿、肥胖、便秘等症。

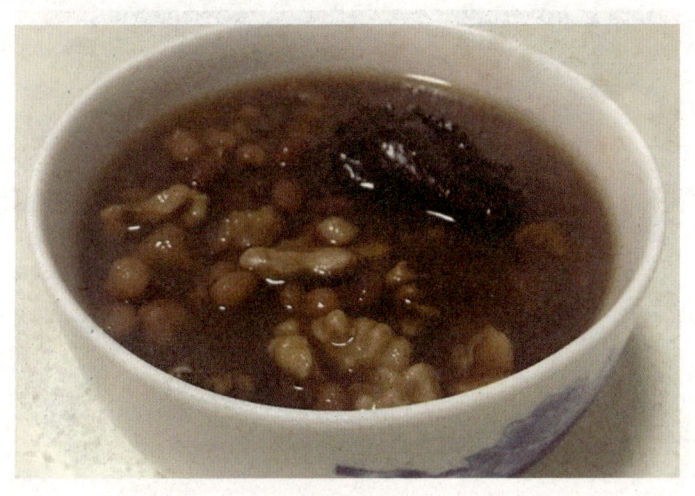

核桃红豆汤

十、红豆营养汤膳

红豆黄精老鸽汤

原料： 红豆150克，黄精40克，老鸽1只，陈皮1块。

五豆补五脏：超便捷的五脏调养方

制法： 红豆去杂质，用水浸透，洗净。黄精和陈皮用水洗净。将老鸽剖洗干净，去毛及内脏，放入开水中煮约5分钟取出，沥干水。用适量水，猛火至水开，放入全部材料，用慢火炖约3小时，加盐调味即可。

功效： 补益气血，强壮身体。主治月经失调。常人常服此汤，可补血养颜、预防白发、强健身体。如血气不足、精神不振、面色苍白、食欲不振、头晕、失眠、妇女月经不调。可煲此汤佐膳作食疗。

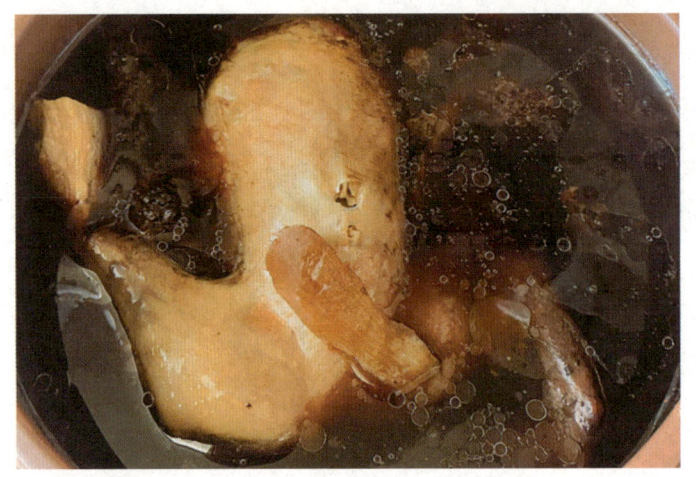

红豆黄精老鸽汤

双豆淡菜粟米瘦肉汤

原料： 红豆80克，扁豆40克，粟米20克，粟米须40克，陈皮1块，淡菜80克，瘦肉150克。

制法： 红豆、扁豆用水浸透，洗净；粟米须用水洗净，装于纱布袋内，陈皮和淡菜分别用水浸透，洗净。瘦肉用水洗净。加适量水，猛火烧开后放入全部材料，待水再开，用中火煲约3小时，以细盐调味即可。

功效：清热解毒，利尿祛湿，健脾开胃，营养身体。适合一家人日常佐膳饮用，尤其是饮食无胃口、小便不顺畅者，可用此汤作食疗。

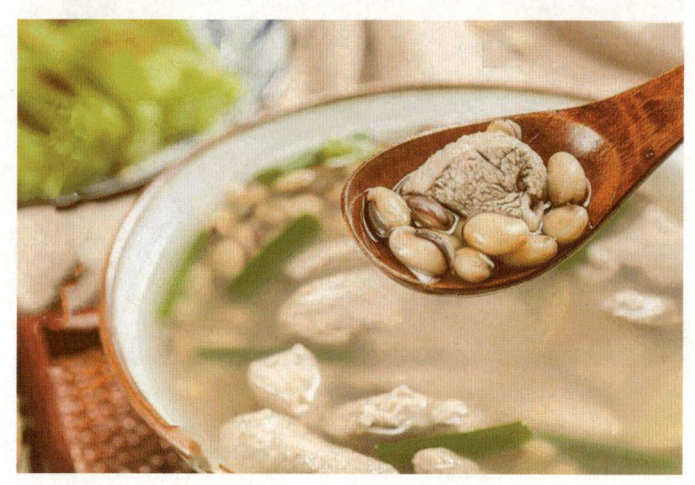

双豆淡菜粟米瘦肉汤

薏米双豆冬瓜淡菜汤

原料：冬瓜640克，生薏苡仁80克，红豆80克，炒扁豆40克，新鲜荷叶1块，淡菜120克，陈皮1块。

制法：冬瓜（连皮、瓤、瓜仁一起使用），洗净之后，切块；苡仁、红豆、炒扁豆、新鲜荷叶和陈皮分别浸洗干净；淡菜用水浸软，剪去须状物，连同冬瓜、生薏苡仁、红豆、炒扁豆和陈皮放入煲开的水中，继续用慢火煲3小时左右，放入新鲜荷叶，略滚，以少许盐调味即可。

功效：清热消暑，增加食欲。小儿患"夏季热症"，家长除了应带患儿往医院处就诊，并服药治疗之外，也可以煲此汤给患儿服用。

五豆补五脏：超便捷的五脏调养方

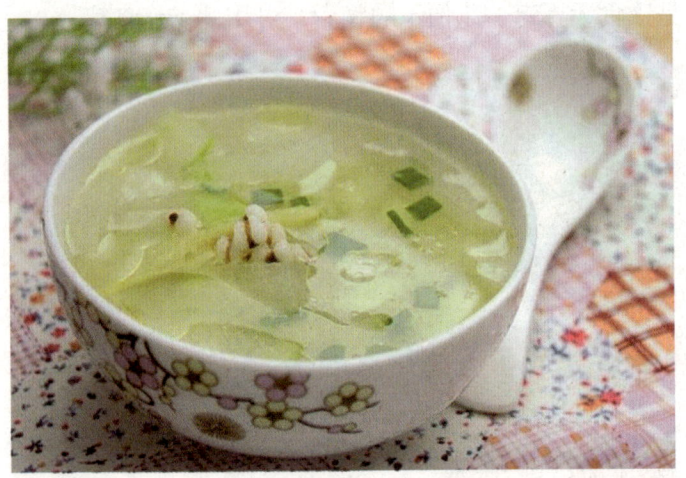

薏米双豆冬瓜淡菜汤

第七章

黄豆补脾

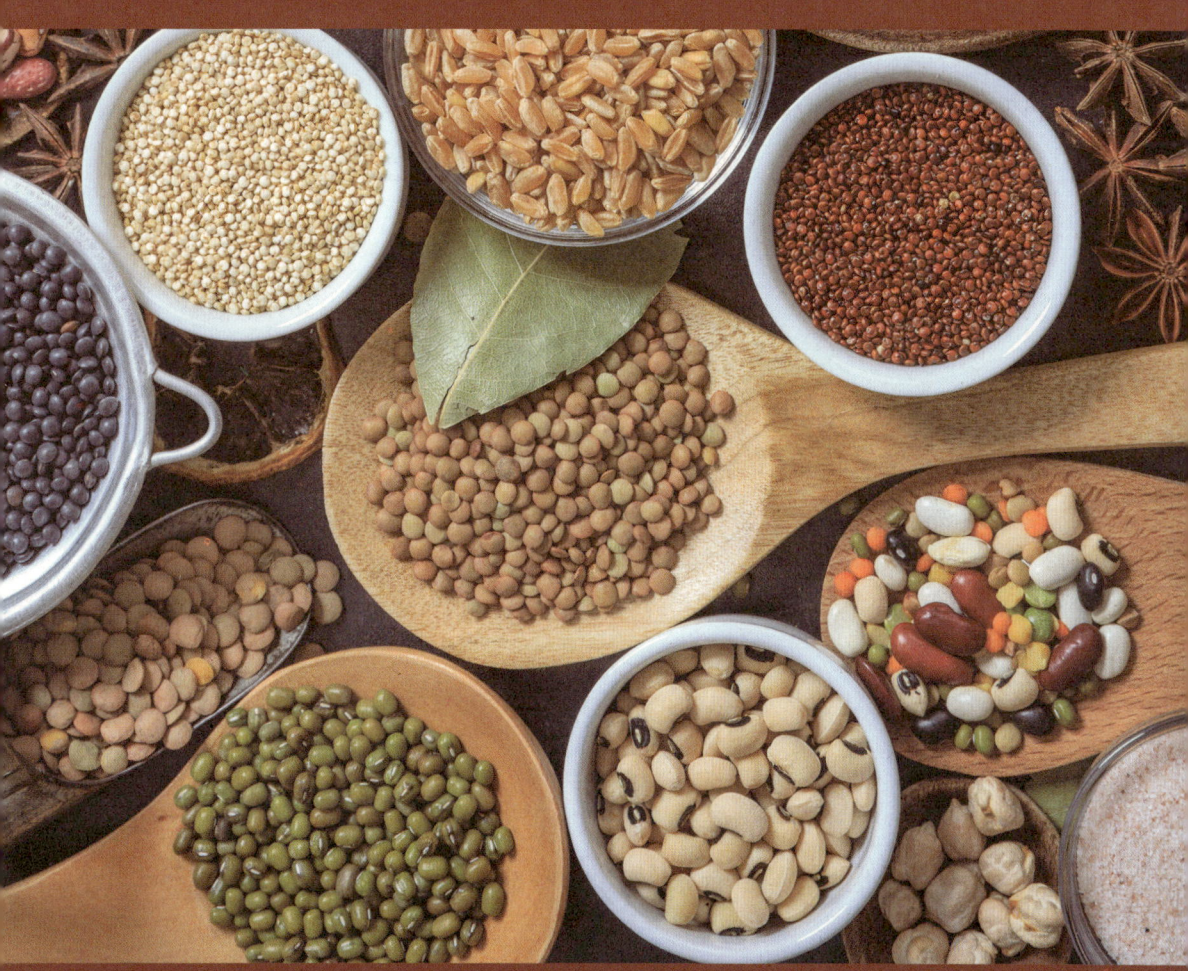

五豆补五脏：超便捷的五脏调养方

一、豆中之王话黄豆

黄豆学名大豆，是豆科大豆属的一年生草本植物，也是一种重要的粮食和油料作物。

黄豆生长期大致在90天至150天之间，具体时间受品种和种植条件的影响。

黄豆的主要产区在中国东北，东北地区是黄豆的主要产区尤其是黑龙江。

营养方面：黄豆富含蛋白质、脂肪、碳水化合物、矿物质（如钙、铁、锌）和维生素（如维生素B群）。

它的蛋白质含量约为40%，是植物性食品中，蛋白质含量最高的食材之一。

健脾益气：黄豆有助于改善脾胃功能，增强体质。

润燥消水：对水肿和便秘有一定的改善作用。

清热解毒：可用于治疗食物中毒或肺痈等。

预防疾病：黄豆中的营养成分有助于预防心血管疾病、癌症和骨质疏松等。

在食用方式上：黄豆可以加工成多种食品，如豆腐、豆浆、豆芽、腐竹等，也可榨取豆油或酿造酱油。

注意事项：虽然黄豆营养丰富，但内服不宜过多量，以免引起胀气。

总之：黄豆因其丰富的营养价值和多种健康功效，已成为人们日常饮食中不可或缺的一部分。

二、中医药对黄豆的认知

中医药认为：大豆味甘、性平，入脾、大肠经。具有健脾宽中、润燥消水、清热解毒、益气的功效。

主治：痈疽泻痢、腹胀羸瘦、妊娠中毒、疮疡肿毒、外伤出血等。我国栽培大豆的历史已有数千年之久。

豆腐、豆浆、豆芽等豆制品具有宽中益气、和脾胃、消胀满的作用。

《神农本草经》说："生大豆，味甘平。除肿……止痛。"

《食物本草会纂》说："宽中下气，利大肠，消水肿毒"。

《延寿书》说："……久痢，白豆腐醋煎食之即愈。面青肿，豆腐切片贴之，频易。"

豆芽又称大豆黄卷，《神农本草经》说："大豆黄卷，味甘平，主湿痹筋挛膝痛。"

《本草拾遗》认为豆粉："久服好颜色，变白不老。"

《名医别录》认为黄豆芽具有"去黑，润肌肤皮毛"作用。

《肘后方》中有"肥白方"：只用黄豆芽一味，磨成豆粉，制成蜜丸。内服后能增进食欲，使瘦人变得肥白。

《肘后方》的大豆煎，是被隋炀帝后宫所采用的一张宫廷方。它将黑大豆在醋中浸泡一两夜，加热煮烂，去渣后小火浓缩的药液，涂发后可达到"染发须，白合黑，黑如漆色"的功效。这张染发方效果虽不及近代的化学染发剂，但也说明了古人就对大豆的外用染发作用的认知。

《名医别录》中说，黄豆可以"逐水胀，除胃中热痹、伤中淋露，下瘀血，

五豆补五脏：超便捷的五脏调养方

散五脏结积内寒"。

明代李时珍指出："大豆治肾病，利水下气，制诸风热，活血，解诸毒。"

黄宫绣《本草求真》则对黄豆有一段更为精到的论述："黄大豆，按书既言味甘，服多壅气，生痰动嗽；又曰宽中下气，利大肠，消水胀肿毒，其理似属一两歧。岂知书方甘壅而滞，是即炒熟而气不泄之意也；书言宽中下气利肠，是即生冷未炒熟之意也。凡物生则疏泄，服之多有疏泄之害。故豆须分生熟，而治则有补泻之别耳。用补，则须假以炒熟，然必少食则宜，若使多服不节，则必见有生痰、壅气、动嗽之弊矣。"

三、黄豆的现代药理研究

1.提升免疫力：黄豆含有丰富的植物性蛋白质，含有多种人体必需氨基酸，有助于提高人体免疫力，防止疲劳。

2.健脑益智预防血管硬化：黄豆富含大豆卵磷脂，这是大脑的重要组成成分。有助于预防老年痴呆症，并增强神经机能和活力。

3.调节胆固醇：黄豆中的不饱和脂肪酸和大豆固醇有助于降低血液中的"坏胆固醇"（LDL），从而预防冠状动脉硬化等心血管疾病。

4.美白护肤：黄豆中的大豆异黄酮具有植物雌激素作用，可以改善皮肤衰老，缓解更年期症状。同时，亚油酸能有效阻止皮肤细胞中的黑色素合成，起美白作用。

5.抗氧化：黄豆中的大豆皂苷能清除体内自由基，具有抗氧化作用，有助于抑制肿瘤细胞生长。

6.降糖降脂：大豆中含有一种抑制胰酶的物质，对糖尿病有治疗作用。大豆所含的皂苷有明显的降血脂作用，同时可抑制体重增加。

第七章 黄豆补脾

7.大豆异黄酮是一种结构与雌激素相似的植物性雌激素,能够减轻女性更年期综合征症状、延迟女性细胞衰老、使皮肤保持弹性。

8.促进消化通导大便:黄豆富含膳食纤维,可以促进肠道蠕动,帮助消化,预防便秘。

9.辅助降压:黄豆含有丰富的钾元素,有助于体内过多的钠盐排出,对高血压患者有益。

四、黄豆验方与临床应用

健脾消肿散:

黄豆250克,花生100克,炒熟研为末,麦芽50克,研末去渣,再加入细米糖30克,白糖100克。混合均匀,每次嚼服30~60克,或温开水送下。

本方用黄豆、花生健脾胃、消水肿,麦芽助消化。白糖调味而补中。用于脾虚或营养不良性水肿。

黄豆皂矾丸:

炒黄豆60克,煅皂矾30克。共研为细末,以大枣煎汤制成丸剂。每次服10克,分2次服。

本方能益脾补血,补充铁质。用于缺铁性贫血。

黄豆疗痹汤:

黄豆30~60克,加水煎汤服。

本方源于日本《动植物民间药》,大抵取黄豆健脾除湿作用,用于湿热痹

五豆补五脏：超便捷的五脏调养方

痛，筋脉拘挛。

很多高血压病患者服用的抗高血压药中，都含利尿成分，容易导致体内的钾元素代谢排出。

黄豆中含有丰富钾元素，每100克黄豆含钾量高达1503毫克，比很多蔬菜、水果的含钾量都高。所以长期服用利尿成分高血压药的患者，经常吃点黄豆对补充体内钾元素很有帮助。

但要注意高血压肾病患者应少食黄豆。高血压肾病患者由于肾功能损害，钾元素不容易排出体外，此时如果再吃黄豆容易导致高钾血症。

黄豆中的不饱和脂肪酸和大豆磷脂等成分，对于保持血管弹性和防止脂肪肝形成也具有很好作用。

用黄豆作原料，可加工制成数十种食品。这些豆制品物美价廉，如常吃的豆腐、豆腐干、豆腐条、豆芽、豆浆等。特别是豆腐、豆芽更有着悠久的历史，是我国人民喜爱的传统食品。我国人民在1000多年前就已经会制作豆腐，真可谓源远流长。

现在，黄豆不但是"代乳粉"的主要成分，有些食品厂还将黄豆研制成豆奶、豆炼乳、豆乳粉等十几种黄豆蛋白新食品，内含蛋白质、脂肪、维生素、矿物质以及多种人体不能合成而又必需的氨基酸，有利于人体营养补充和新陈代谢的平衡。

黄豆含胆固醇极少，是高血压、动脉硬化、心脏病等病人的有益食品。

经过加工的各种豆制品，其蛋白质在人体中的吸收率可达90%以上，特别是豆腐，蛋白质的吸收率可达95%。现在，又用黄豆制成了"植物蛋白肉"，也深受人们欢迎。

黄豆蛋白质含量高达40%左右，最优质的可达50%左右，相当于猪瘦肉的2倍，鸡蛋的3倍，黄豆蛋白质的氨基酸组成比较接近人体所需要的氨基酸，属于完全蛋白，其中赖氨酸含量更多。

食用黄豆时，有些需要注意的地方：

黄豆性偏寒，胃寒者和易腹泻、腹胀、脾虚者不宜多食。不可生吃。

食用了不完全熟的豆浆，可能会出现胀肚、腹泻、呕吐、发热等不同程度的食物中毒症状。

因为生大豆中含有一种胰蛋白酶抑制剂，进入机体后抑制体内胰蛋白酶的正常活性，并对胃肠有刺激作用。现在市场上多个品牌的豆浆机最高熬煮温度达不到100℃，导致制出的豆浆是不完全熟的。所以豆浆机磨完的豆浆，最好在锅上再煮开15分钟左右才可安全食用。

五、黄豆的食疗药膳

蒜泥拌黄豆

原料： 嫩黄豆500克，蒜泥50克，食盐、味精各少许，酱油、醋、辣油各适量。

制法： 嫩黄豆拣洗干净，放入开水锅里煮熟，捞出沥干，放入食盐拌匀。将蒜泥、味精、酱油、醋、辣油调成汁，倒入黄豆里，搅拌均匀即可。

功效： 健脾利水，温中散寒。适用于胃寒腹痛、大便溏薄、纳呆腹胀等。

说明： 本品主要由大蒜及黄豆组成。大蒜为众所周知的食疗佳品，营养丰富含多种维生素，且还有很强的抑菌作用，对痢疾杆菌、大肠埃希菌、伤寒杆

五豆补五脏：超便捷的五脏调养方

菌、金黄色葡萄球菌都有杀灭作用，降血脂、强免疫力。而黄豆具有健脾和胃、祛湿利水作用。因此，本品对腹痛腹胀，消化不良及急性胃肠炎所引起的腹泻有一定治疗功效。

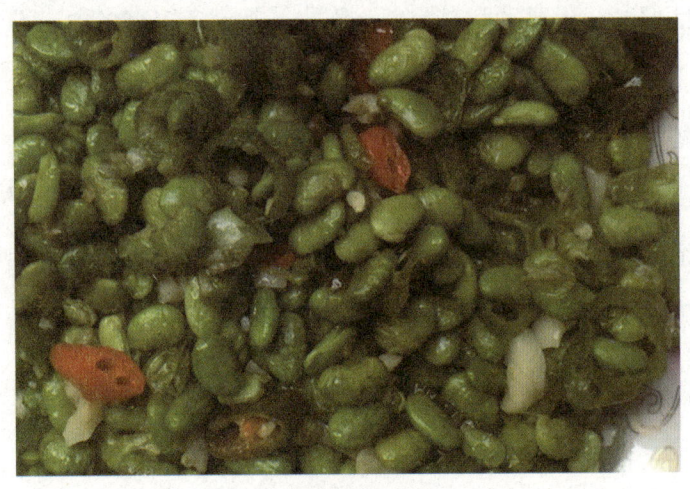

蒜泥拌黄豆

拌香黄豆

原料：黄豆250克，食盐25克，酱油50毫升，黄酒、五香粉、葱花、麻油各适量。

制法：黄豆洗净，倒入锅里，加水浸过豆面，倒入五香粉，先用旺火煮15分钟，再用小火煮，待熟前加入盐、酱油、黄酒等佐料。待至黄豆皮发涨，汤成浓汁时起锅，待凉装盘。吃时可加些葱花、麻油。

功效：健脾宽中，润燥消水。适用于体虚消瘦、面目浮肿、纳呆腹胀等。

说明：黄豆被誉为"豆中之王"，营养全面而丰富，它含有35%～40%的

第七章 黄豆补脾

蛋白质，比猪瘦肉的蛋白质还高1倍多，其中含有许多人体所必需的氨基酸，它所含有的不饱和脂肪酸具有降低胆固醇，防治血管硬化、高血压、高脂血症的功效。中医也认为黄豆具有很好的药用价值，李时珍认为大豆能"治肾病，利水下气，制诸风热，活血，解诸毒"，因此本品具有健脾益肾、理气行水之功能。

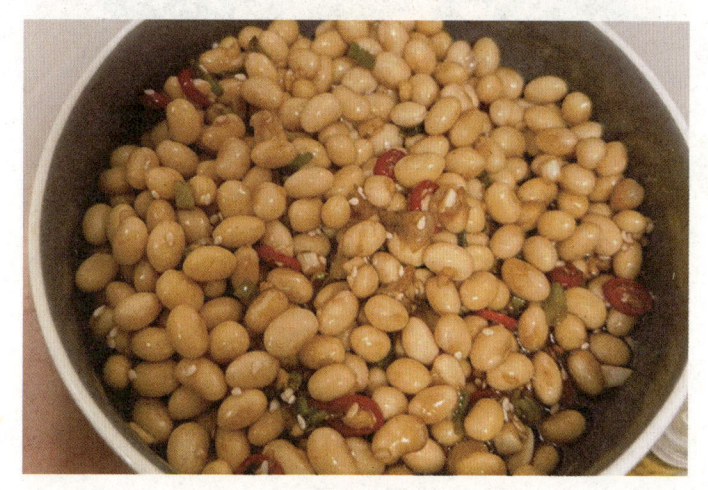

拌香黄豆

香椿拌黄豆芽

原料： 黄豆芽200克，香椿30克，精盐、味精、麻油各适量。

制法： 将黄豆芽洗净，放沸水中煮熟，捞出控尽水。将香椿切段，放沸水中过一下即捞出，控水待凉。将豆芽装盘，加入精盐、味精、麻油拌匀，再将香椿段散放在黄豆芽上面即成。

功效： 清热解毒，健脾理气。适用于感冒头痛、慢性胃炎、慢性支气管炎、习惯性便秘等症。

五豆补五脏：超便捷的五脏调养方

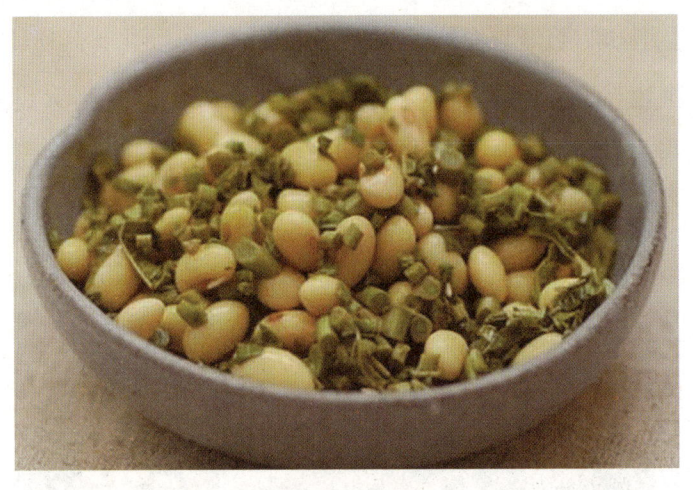

拌香黄豆

昆布海藻黄豆汤

制法：昆布、海藻各30克，黄豆150～200克，调味品适量。取昆布、海藻、黄豆煲汤，加盐或加糖调味均可。

说明：昆布海藻煲黄豆可治单纯性甲状腺肿、慢性颈淋巴结炎、高血压等疾病，也可作暑天清凉饮。

昆布性味咸、寒，入肺、胃经。含蛋白质、氨基酸、昆布素、胡萝卜素、维生素B1、B2等。昆布清热消痰，软坚散结，降血压。《名医别录》说它"主十二种水肿，瘿瘤聚结气"。《药性论》认为它"利水道，去面肿"《王揪药解》说它能"泄水去湿，破积软坚"。

海藻性味咸、寒，入肝、胃经。含甘露蜜醇、蛋白质、脂肪、黏液质、褐藻酸等。海藻清热软坚，清血利尿，散瘿瘤结气和颈下硬结。《神农本草经》说它"主瘿瘤气，颈下核，破散结气、痈肿、坚气"。《名医别录》说用它"治

第七章 黄豆补脾

气痰结满"。

注意： 平素怕吃寒凉食品或胃寒患者勿服。

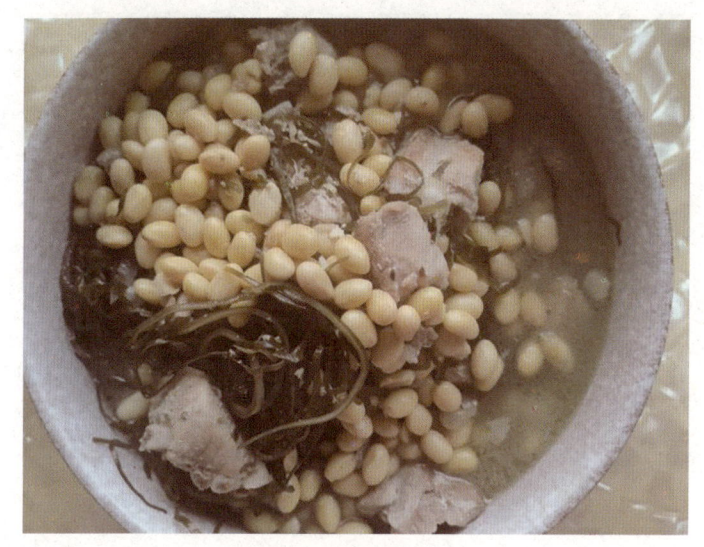

昆布海藻黄豆汤

黄豆枣杞豆浆

原料： 干黄豆60克，红枣15克，枸杞子10克，清水若干。

制法： 提前将黄豆浸泡充分备用。因气温不一样，各季节所需浸泡的时间也不一样，夏季只需六七小时就可以了，冬季则要泡上十余小时。将红枣洗干净去核，将枸杞子和泡好的黄豆清洗干净，放入有熬煮功能的豆浆机网罩内，在豆浆机内注入1200毫升左右清水，水量不要超过杯体的上下水位线，加到两条水位线之间即可，然后将豆浆机机头安装到杯体上，插上电源，按启动键，机器开始全自动工作，十几分钟后，浓香扑鼻的红枣杞豆浆就做好了。

五豆补五脏：超便捷的五脏调养方

功效：常饮此豆浆可补虚益气，安神补肾，改善心肌营养，对心血管疾病患者有一定的益处，且增强人体免疫功能，也是日常保健的佳品。

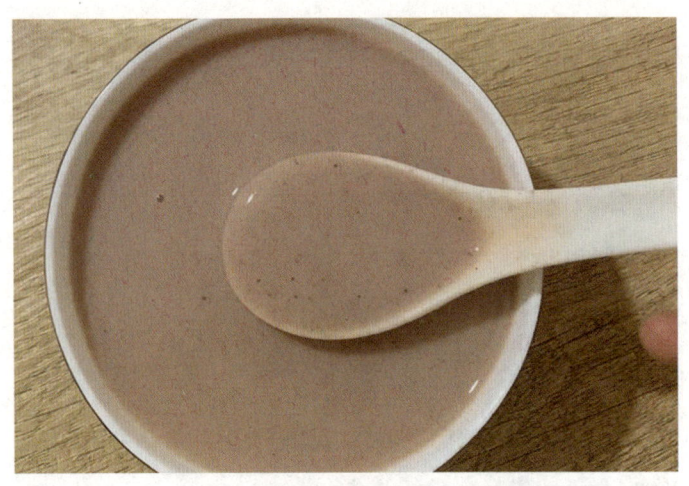

黄豆枣杞豆浆

黄豆猪蹄汤

原料：猪蹄一只（约640克），黄豆160克，清水、黄酒、葱、姜、盐、味精各适量。

制法：猪蹄用沸水烫后拔净毛，刮去浮皮，加清水、姜片煮沸，去沫，加黄酒、葱段及冷水浸泡过1小时的黄豆加盖，用慢火焖煮至半酥，加调料再煮1小时即成。

功效：补脾益胃，养血通乳，润泽肌肤。适用于产后无乳或少乳。本汤是催乳和胃的佳肴，可使人体强壮而不肥胖，还可治疗皮肤干燥粗糙症。

第七章 黄豆补脾

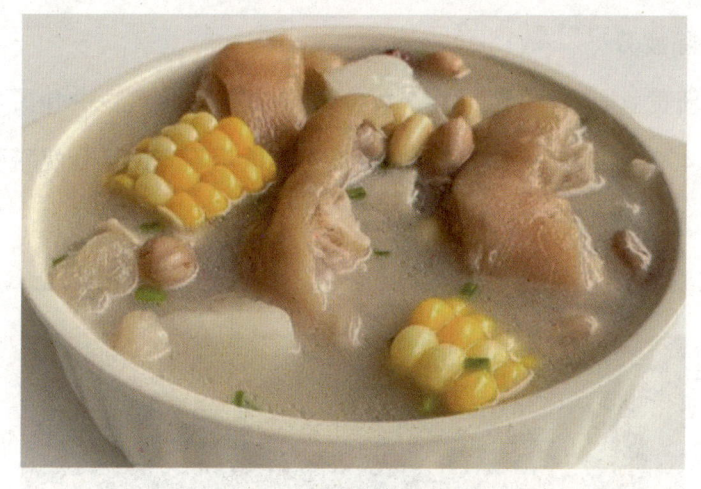

黄豆猪蹄汤

糙米醋泡豆

原料： 黄豆、糙米醋适量。

制法： 黄豆用水洗净，浸入水中30～40分钟，以除去黄豆涩味。将浸软后的黄豆，放在宽嘴瓶（玻璃容器）中，再将糙米醋倒入。将瓶盖盖上后密封，置于避免阳光照射之阴暗处。如在炎热夏季，最好置于冰箱内保存。让吸进醋的黄豆浮在液面，必要时再加些醋。在室温中放5～6天即可饮用。置于冰箱中，则需1周方可饮用。

服法： 三餐后食用，每次食用时，先将5粒黄豆慢慢咀嚼，再饮醋汁，若醋汁太浓，可加些水稀释后饮用。

功效： 食用糙米醋泡豆可防止动脉硬化。糙米醋含丰富的氨基酸。古代制造糙米醋的方法就是将糙米和水放入缸中，经过一年的发酵而成。糙米醋呈琥珀色，味道温和，闻起来不会刺激鼻子，含在嘴里有滑溜的感觉，是由20种以上氨基酸混合而成，与由多种有机酸混合而成的醋是不同的。糙米醋可提高肝功能，消除疲劳。

注意： 新黄豆通常在11月份上市，这段时间最好将黄豆一并买下，而每次的浸泡量为400～600克。过多地浸泡黄豆不但饮用不完，且会使醋里有过多的黄豆涩味，无法发挥降血压作用。必须注意。

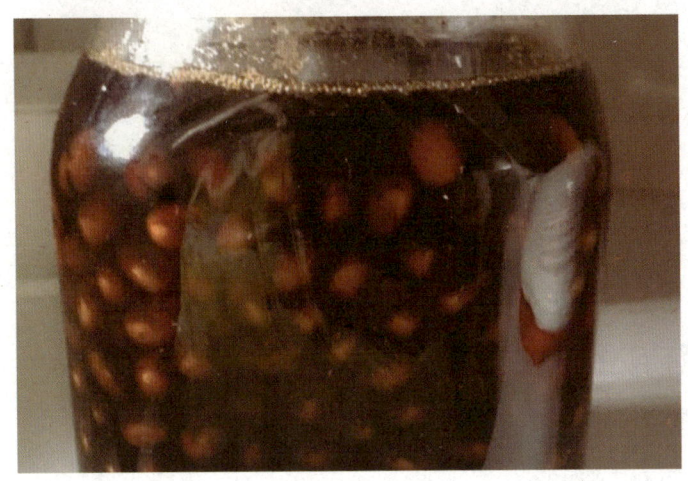

糙米醋泡豆

黄豆炖猪肝

原料： 猪肝500克，黄豆100克，猪油30克，桂皮、茴香、料酒、酱油、精盐、味精各适量。

制法： 猪肝洗净，剔去筋，切片，放入沸水锅中焯一下，除去血水，捞出，沥干水分，放入碗内。加入料酒、精盐稍腌片刻入味。桂皮、茴香切碎。黄豆洗净。锅架火上，放水1000毫升，下黄豆旺火烧开，改用中火煲至汤色乳白，豆粒成酥时，放入猪肝片、桂皮碎末、茴香及各种调料，炖30分钟，

第七章 黄豆补脾

汤浓即成。

功效： 永葆青春，抑制肿瘤，延缓衰老。

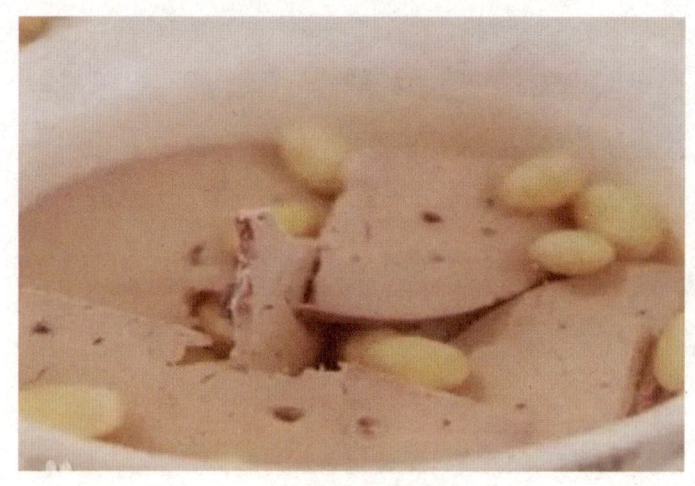

黄豆炖猪肝

芝麻黄豆花生糕

原料： 芝麻100克，生花生仁100克，黄芪100克，核桃仁100克，黄豆100克，炒二米粉500克，红糖400克，熟猪油200克。

制法： 将芝麻、生花生仁、核桃仁、黄豆分别去净灰渣，炒酥，将黄豆磨成粉末，黄芪去净灰渣，切成极薄片，烘干研成细粉末，再将芝麻、花生、黄芪、黄豆、核桃仁与炒二米粉拌和均匀待用。将红糖切碎开水溶化，加入熟猪油和粉末，混合均匀，倒入方木箱内压严，划成30块即可。

五豆补五脏：超便捷的五脏调养方

服法：当早点吃。

功效：润肌肤，美容颜，除皱纹。适用于青年妇女营养不良、体质消瘦、气血不足等症。

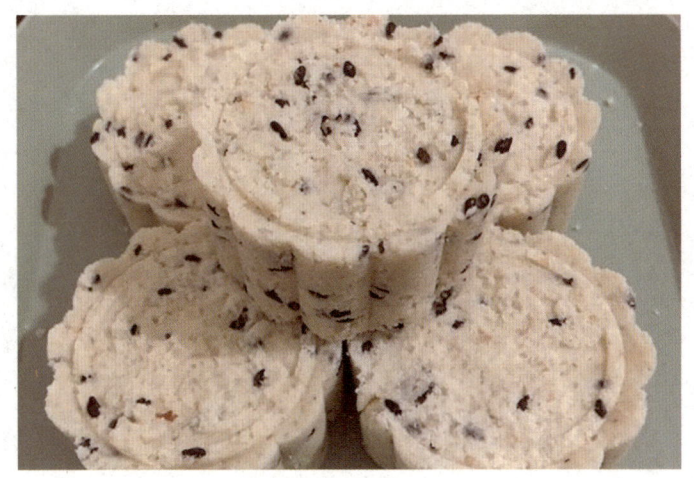

芝麻黄豆花生糕

第八章

白豆补肺

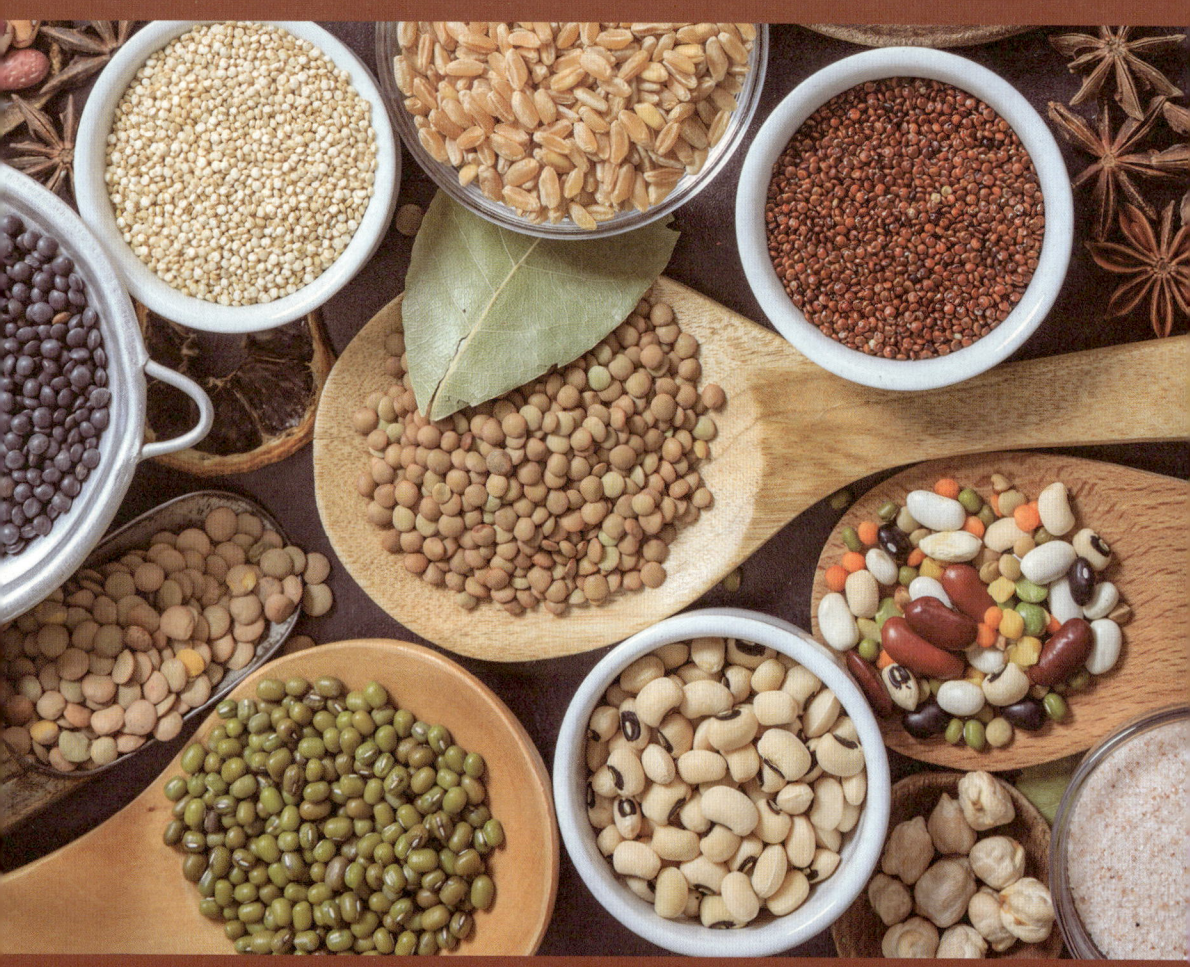

五豆补五脏：超便捷的五脏调养方

一、白豆简介

白豆又叫菜豆，四季豆，其实就是白芸豆。煮熟后的白芸豆，皮会绽开，像一朵朵白云，因此也被称为"白芸豆"。

在民间，白芸豆可是炖肉、炖鸡、炖猪蹄的好搭档。把白芸豆和这些食材一起炖煮，汤汁鲜美，营养丰富。而且，白芸豆还能吸收其他食材的美味，让菜肴更加美味！不过要注意：白芸豆不能和田螺同食，而且吃太多可能也会导致腹胀。

大白芸豆含矿物钠，十分适合心脏病、高血压和忌盐病患者食用。

> 白豆营养丰富，据测定，每百克白豆含蛋白质23.1克，脂肪1.3克，糖类56.9克，钙76毫克，丰富的B族维生素，鲜豆还含丰富的维生素C。从所含营养成分看，蛋白质含量等同于鸡肉。白豆钙含量是鸡肉7倍多，铁含量是鸡肉4倍，维生素B族含量也高于鸡肉。

白芸豆的膳食纤维含量比较多，凝集素含量也比较高，烹饪白芸豆需要浸泡或者是大火蒸煮，或者高压锅蒸煮去掉凝集素，避免肠道产生刺激。

白芸豆含有益生元，可增加肠道菌群数量，比较容易胀肚，但不用太过担心，这是有益菌增多的表现。

白豆还是一种难得的高钾、高镁、低钠食品，这个特点在营养治疗上大有用武之地。白豆尤其适合心脏病、动脉硬化，高血脂、低钾血症和忌盐患者食用。

现代医学分析认为：白豆还含皂苷、尿毒酶和多种球蛋白等独特成分，具有提高人体自身免疫能力，增强抗病能力，激活淋巴T细胞，促进脱氧核糖核酸合成等功能。对肿瘤细胞发展有抑制作用。对预防呼吸道疾病的发作或复发也有作用。

二、白豆食疗

白豆卷

原料： 白豆500克，大枣250克，红砂糖150克，桂花适量。

制法： 白豆以水泡发后，放在锅内加水适量，煮至烂，待冷却后包在洁净的布里搓成泥，备用。大枣以水洗后除核、煮烂，趁热加红砂糖、桂花，拌压成泥待冷却后备用。将白豆泥摊在案板上，用菜刀平抹成三分厚的长片，上面再摊一层枣泥，纵向卷起，垂直方面切成"回"形卷块，即可食用。

功效： 温中下气，利肠胃，止呃逆。主治脾胃虚弱，食欲不振和消化不良等症。

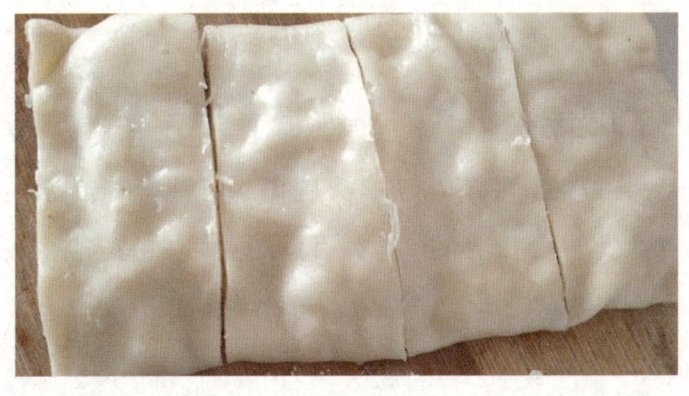

白豆卷

五豆补五脏：超便捷的五脏调养方

白豆桂圆羊肉汤

原料： 白豆160克，桂圆肉12克，羊肉640克，生姜2片，细盐少许。

制法： 先将白豆放入锅中，煮至豆衣裂开，洗干净，晾干。桂圆肉、羊肉和生姜分别洗干净。羊肉切块，生姜刮去姜皮，切2片。

将以上材料一同放入瓦煲内，加入适量清水，猛火烧开。然后再改用中火继续煲3小时左右，加入少许细盐调味，即可以饮汤吃肉。

功效： 补血宁神，改善体质，滋补肺肾。

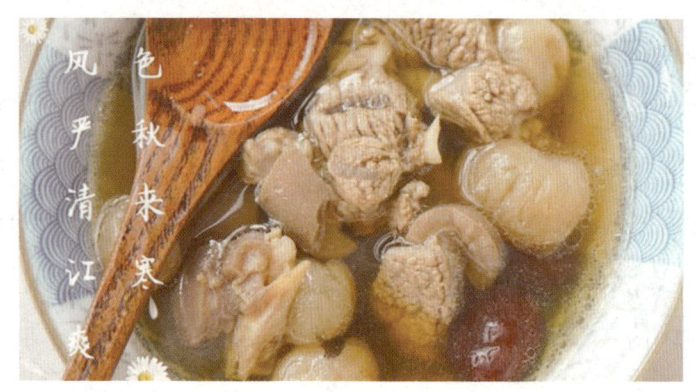

白豆桂圆羊肉汤

鸭肉香菇八宝粥

原料： 糯米500克，鸭肉100克，火腿肉50克、鸡肉50克、白豆100克、五花猪肉50克。葱花、绍酒少许。水发香菇50克，味精1.5克，麻油2克，水发金钩6克。花生米50克，生姜末6克，精盐6克，胡椒粉1.5克。

制法： 金钩与火腿装入小碗上笼蒸烂。花生米用开水泡透，去掉红衣。鸭肉、鸡肉、猪肉都切成米粒大小的丁。水发香菇也切成丁。糯米洗净下锅，加

第八章 白豆补肺

清水上火烧开后，放入火腿、金钩、鸭肉、鸡肉、花生米，熬煮成粥。再加入绍酒、精盐、味精、香菇、白豆、姜末、葱花稍煮入味，撒上胡椒粉、麻油即可食用。

功效：补肺健脾，暖胃止汗。主治消渴饮水、虚劳不足。

说明：八宝粥是南北驰名的一种风味饮食。因地区饮食风俗习惯的不同，则有甜八宝、咸八宝、荤八宝、素八宝之分。甜八宝多用干、鲜果之类做原料；咸八宝多用山珍海味之类原；荤八宝多用动物类原料。素八宝则多用植物类原料，但无论使用哪种原料，都要按照原料的性质进行初步加工处理后，再加入粥内熬煮，才能烹调出味美可口，营养丰富的粥品来。

《寿世青编》的白豆人参粥

原料：白豆100克，人参6克，大米200克。

制法：将白豆先煮烂去皮，人参切细末，大米淘净同煮粥。

功效：补脾健胃，增进食欲，养血益精，止吐泻。凡产后均若兼脾虚腹泻者服食尤佳。

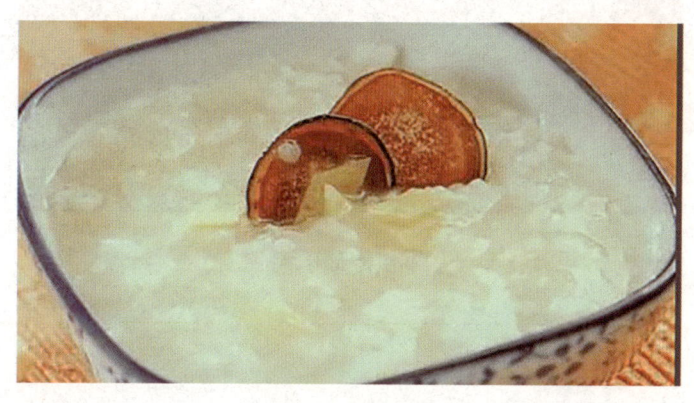

白豆人参粥

五豆补五脏：超便捷的五脏调养方

果仁葡萄干粥

原料： 核桃仁30克，白豆20克，葡萄干50克，糯米400克。

制法： 将核桃仁、白豆、葡萄干、糯米洗净待用。将原料一同下锅，加水适量，水开后熬40分钟即可。

说明： 本品稀稠适度，果仁多少适中。核桃仁含较多的植物油，可补脑润肤、黑须发。白豆则含有多种氨基酸，丰富的蛋白质、脂肪和许多人体必需的微量元素，如钙、铁、磷等。有化痰止咳、抗结核、治哮喘等作用，但多食可致中毒。葡萄干含维生素A、维生素B族、维生素C和矿物质如铁、锌、钾。其热量低，营养丰富，可以用于日常强身滋补。

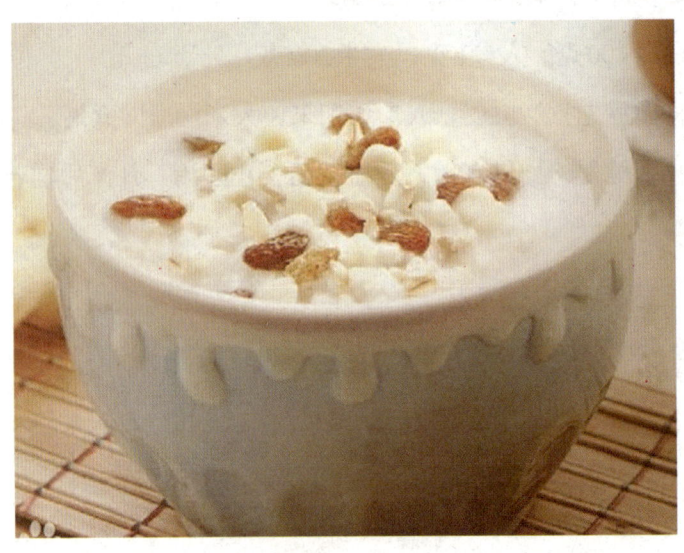

果仁葡萄干粥

第八章 白豆补肺

白豆粳米粥

原料： 白豆200克，粳米100克，精盐少许，素油少许，清水适量。

制法： 将白豆择洗干净，切成寸段。粳米淘洗干净，用盐稍腌。取炒锅上火，放入油烧热，下白豆煸炒后取出。取锅放入清水、粳米。先用旺火煮沸后，再改用小火煮至粥将成，加入白豆，略煮即成，以盐调后进食。

功效： 补气健脾，补肾固精。

适用于： 脾胃虚弱，泄泻吐逆，肾虚遗精，小便频数，妇女带下。每日早晨空腹进食，尤能补益肾气。

注意： 本品入盐调味，可增强补肾作用。若用于止吐，可加生姜煸炒煮粥，以增强止吐作用。

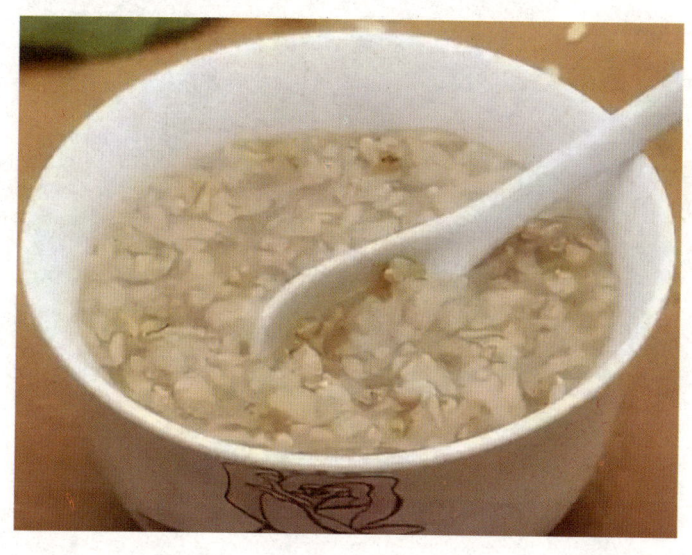

白豆粳米粥

五豆补五脏：超便捷的五脏调养方

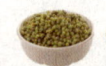

鲫鱼白豆粥

原料： 大米150克，鲫鱼2尾（约500克），白豆90克，大蒜30克，生姜、精盐、味精各适量。

制法： 鲫鱼去磷、鲤及内脏，以清水洗净，沥干水分备用。将白豆、大米先拣去杂质，再淘洗干净。把大蒜、生姜用水洗净，大蒜切成小粒，生姜切成细丝。将锅洗净置火上，倒油烧热，放入鲫鱼，煎香铲起装入盘内。把全部材料一齐放入砂锅内，加适量水旺火煮沸后，用小火煮1小时，再放入大蒜粒煮10分钟，调入精盐、味精拌匀即可。

功效： 健肺和胃，利水消肿。适用于水肿、肺气虚弱，骨质疏松等症。

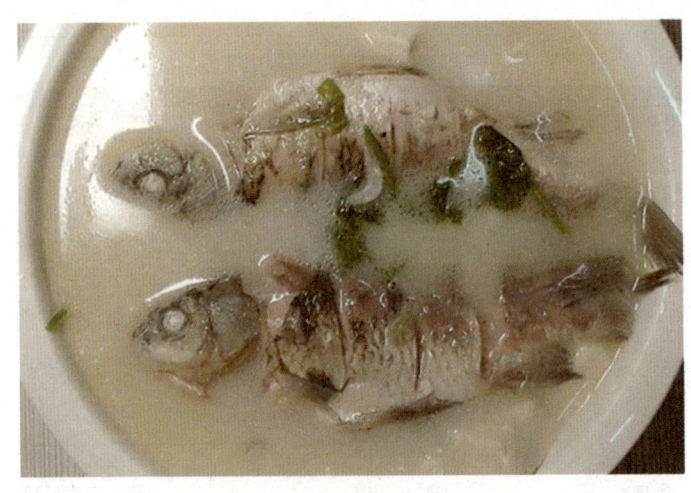

鲫鱼白豆粥

第九章

黑豆补肾

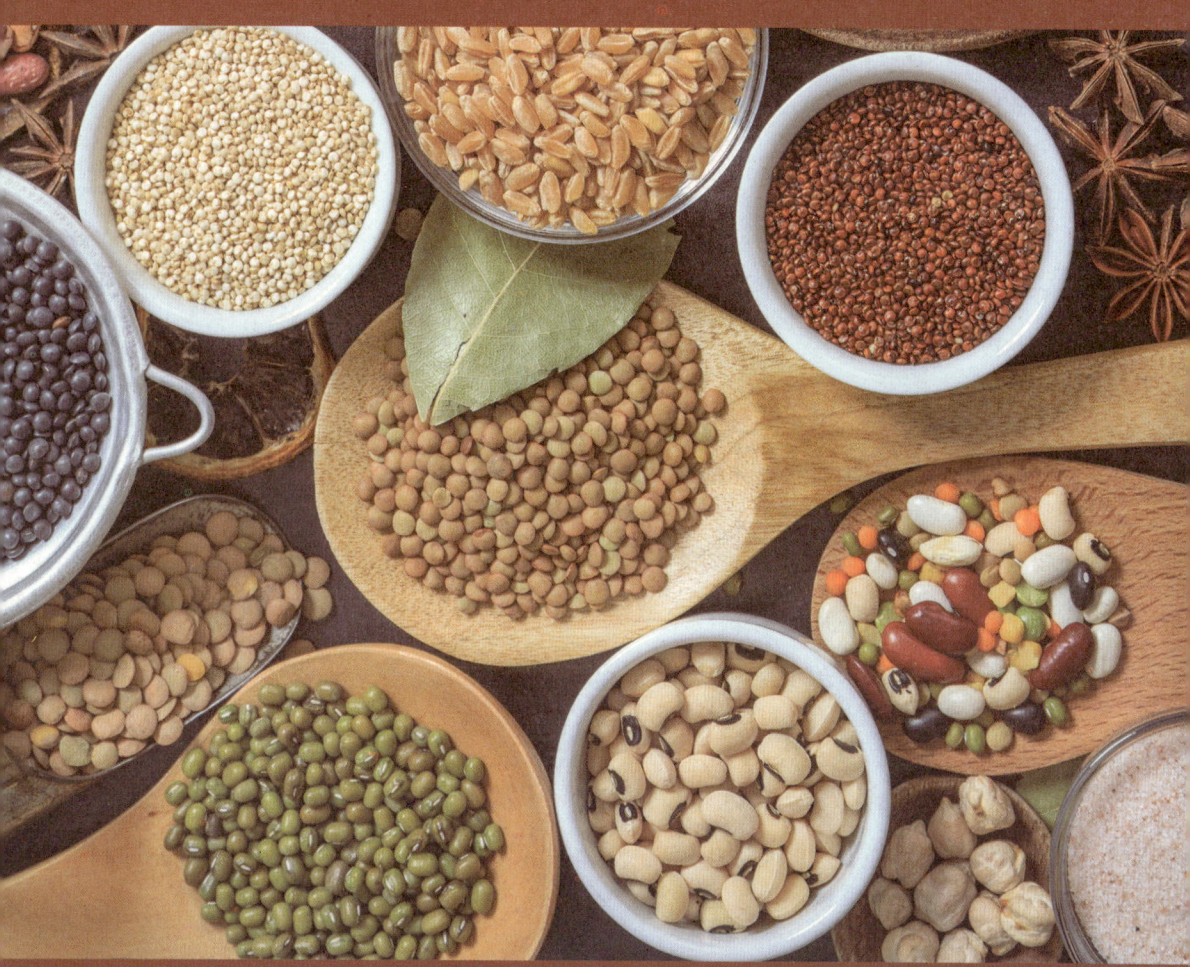

五豆补五脏：超便捷的五脏调养方

一、黑豆概述

黑豆，中药名。药食同源。为豆科植物大豆的干燥成熟种子。

具有益精明目，养血祛风，利水，解毒的功效。

主治阴虚烦渴，头晕目昏，体虚多汗，肾虚腰痛，水肿尿少，痹痛拘挛，手足麻木。

味甘、性平、无毒。有活血、祛风、滋养健血，还有补虚乌发的功能。

《本草纲目》对黑豆的记载是："黑豆入肾功多，故能治水、消胀、下气。制风热而活血解毒。"

唐代陈藏器的《本草拾遗》记载：黑豆能明目镇心，温补。久服，好颜色，变白不老。

明代李时珍所著《本草纲目》中还记载有一个案例："李守愚每晨水吞黑豆二七枚，到老不衰"。

二、黑豆营养价值

黑豆中蛋白质的含量是牛肉、鸡肉、猪肉的2倍多，牛奶的12倍，不仅蛋白质含量高，而且质量好。

黑豆蛋白质的氨基酸组成和动物蛋白相似，其赖氨酸丰富并接近人体需要的比例，因此容易消化吸收。

黑豆脂肪含有较多不饱和脂肪酸，易于消化吸收，不会沉积在血管壁上。

其最大特点是含有植物固醇，植物固醇不但可以被人体吸收，而且能抑制胆固醇的吸收。因此，黑豆对动脉硬化的人来讲，是一种理想保健品。

同时，黑豆中富含的钙，也是人体补钙的极好来源。

> **研究表明**：黑豆中的异黄酮是一种植物性雌激素，能有效抑制乳腺癌、前列腺癌和结肠癌，对防治中老年骨质疏松也很有帮助。
>
> 豆皮和豆渣中含有的纤维素、半纤维素等物质，还具有预防便秘和增强胃肠功能作用。
>
> 黑豆的血糖生成指数很低，仅为18，而国人主食的大米饭和馒头等却高达88，是黑豆的近5倍。因此，黑豆很适合糖尿病病人、糖耐量异常者、胰岛素抵抗期、希望控制血糖的人食用。

在长期农耕社会中，人们发现，牲畜食用黑豆后，体壮、有力、抗病能力变强。所以，以前黑豆主要被用作牲畜饲料，其实这就是黑豆的内在营养和保健功效所决定的。

三、黑豆养颜美容

黑豆子具有丰富的维生素，其中维生素E和维生素B比例最大。维生素E的含量比肉类食品高5~7倍。

古代人虽不知黑豆中有维生素E，但却从实践中把它归属于美容食品。如古时药典上曾讲述黑豆可焕颜、清目、黑发，使皮肤白皙等。

黑豆确实具有养颜美容功效，这主要得益于它所含有的多种营养成分和抗氧化物质。

五豆补五脏：超便捷的五脏调养方

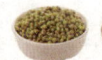

维生素E： 黑豆中含有大量维生素E，这是一种强大抗氧化剂，能够帮助保护皮肤细胞免受自由基损伤，从而预防皮肤老化，保持皮肤弹性和光泽。

花青素： 黑豆皮中含有丰富花青素，这是一种天然抗氧化剂，能够有效清除体内自由基，有助于延缓衰老过程，同时对皮肤也有很好滋养效果。

蛋白质和维生素B族： 黑豆富含蛋白质和维生素B族，这些成分对于维护皮肤健康、改善肤质具有重要作用。维生素B族有助于促进皮肤新陈代谢，保持皮肤光滑细腻。

铁元素： 黑豆中的铁元素含量较高，铁是制造血红蛋白重要原料，血红蛋白充足则可以改善贫血，使皮肤红润有光泽。

雌激素样作用： 黑豆中含有大豆异黄酮，这是一种植物雌激素，对女性有益。可帮助调节内分泌，缓解更年期症状。

因此，将黑豆纳入日常饮食中，确实可以起到养颜美容功效。不过也应注意适量食用。避免过量摄入导致不必要健康问题。对于消化功能不佳的人来说，建议将黑豆煮熟或制成豆浆食用，以减少消化不良风险。

同时黑豆也是养肾及调养发质非常好的食材。从中医讲是以黑补黑。

黑豆的食用方法也比较简单，比如将黑豆用于熬汤、煮粥、药膳食疗。病人也可依据自身爱好进行制作。

黑豆的美容功效还表现在可祛除痘痘。因为黑豆中的纤维含量高，吃了一段时间后，自然会加强肠道排毒作用，此外黑豆还具有治疗便秘和减肥功效。

目前最新的一个研究也证实：黑豆的确具有降血脂、抗氧化、养颜美容效果。黑豆所含15%的油脂以不饱和脂肪酸为主,可促进胆固醇的代谢、降低血脂。因此可以预防心血管疾病。

四、黑豆医疗功效

治疗脱发：

用黑豆500克,水1000克,慢火熬煮,以水尽为度,取出放容器上,微干时撒些精盐,装于瓶中,每次6克,一天2次,温水送下。

治疗肾虚耳鸣：

黑豆100克、黑狗肾1只、食盐适量。将黑豆和黑狗肾一起炖煮,加入适量食盐调味,每日食用一次。

治疗肝虚眼花：

黑豆100克、猪肝100克、食盐5克,水适量。将黑豆和猪肝一起炖煮,加入适量食盐调味,每日食用一次。

治妇女白带：

黑豆100克、淮山药50克、党参30克。将黑豆、淮山和党参一起炖煮,每日食用一次。

五豆补五脏：超便捷的五脏调养方

治疗高血压和糖尿病：

醋泡黑豆。将黑豆洗净晾干，用醋浸泡，密封存放一段时间后食用。醋泡黑豆有助于降低血压和血糖，同时还有助于减肥和美容。

治肾虚消渴：

炒黑豆、天花粉各等份，研末，面糊和丸如梧桐子大，每服70丸，煮黑豆汤送下，每日2次。

治阴虚盗汗：

黑豆衣15克，浮小麦15。水煎服。

治老人肾虚耳聋、小儿夜尿。以猪肉500克，黑豆100克，煮熟任意食之。

治中老年白发：

以黑豆适量，蒸熟晒干，反复几次，每日服2次，每次6克，嚼后淡盐水送下。

治脱发：

以黑豆500克，水1000毫升，文火熬煮，以水尽为度，取出放器皿上，微干时撒些细盐，装于瓶中，每服6克，每日2次。

治妇女闭经：

以黑豆30克，红花8克，水煎后冲红糖50克温服。

第九章 黑豆补肾

治男子便血：

以黑豆1升，炒熟，热酒浸之，去豆饮酒。

五、黑豆补肾主食

黑豆馒头

将黑豆磨成粉，与面粉、酵母粉、白糖混合，揉成面团后发酵。发酵好的面团分割成小剂子，制成馒头形状，再次发酵后蒸熟。

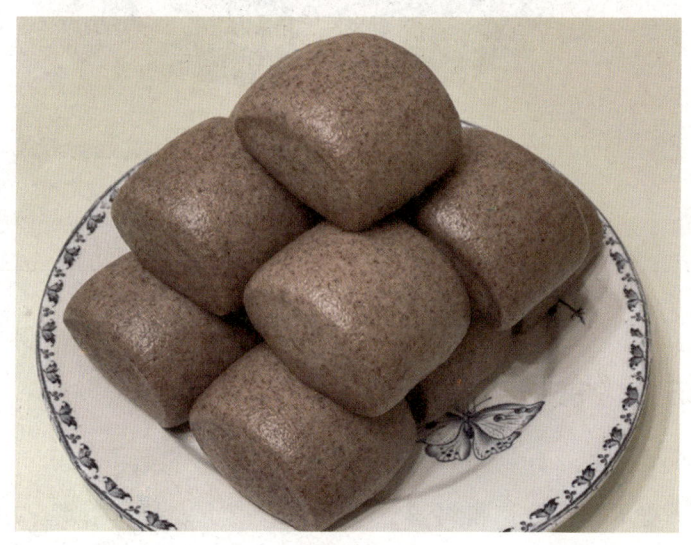

黑豆馒头

五豆补五脏:超便捷的五脏调养方

黑豆饭

将黑豆提前浸泡,与大米、糯米等食材混合,加入适量的水和调料,用电饭煲煮成饭。也可以加入五花肉、海蛎干、胡萝卜等食材,增加口感和营养。

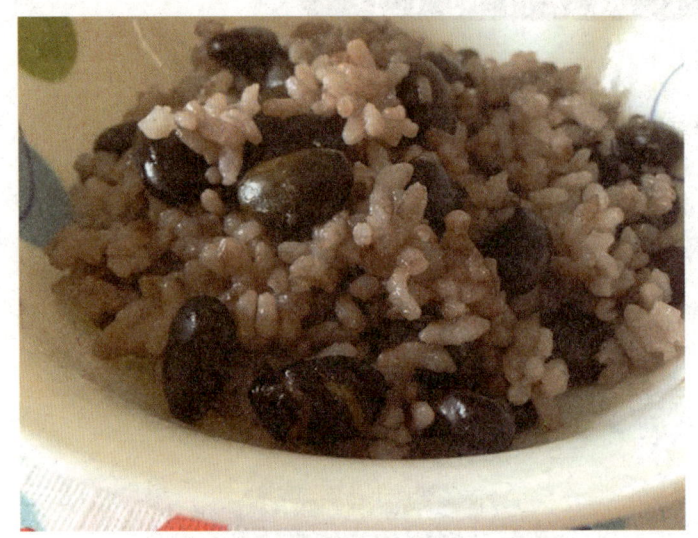

黑豆饭

梨豆饼(《食物本草》)

原料: 大梨10枚,小黑豆100克。

制法: 将每个梨挖空,再将黑豆填入,以挖下之梨盖盖定,用麻线扎紧。将装好豆的梨,放饭锅上或笼屉上蒸熟,或至糖火中煨熟,捣烂做成小饼。

服法: 每日空腹食1~2个小饼。

功效: 养胃阴,益肾气。主治胃阴虚,胃气不足之口淡无味、食不长肉、全身无力等症。

注意：腹胀便溏者不宜服用。

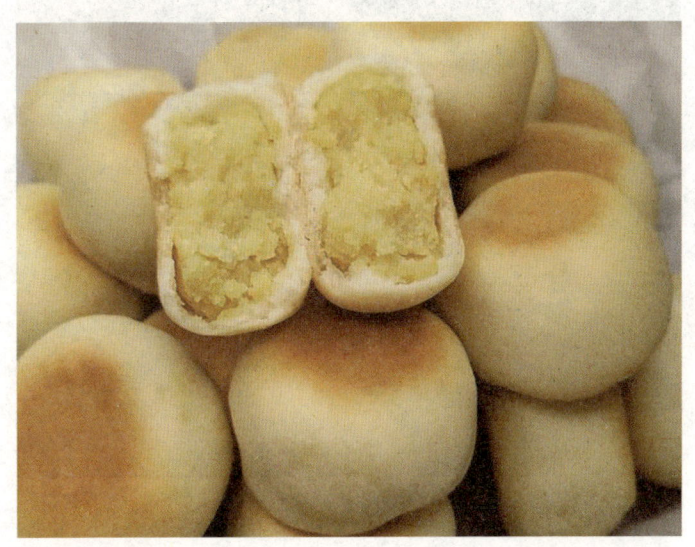

梨豆饼

黑豆蜜糕（《民间验方》）

原料：黑豆60克，蜂蜜90克，玉米粉120克，白面50克，鸡蛋2个，发酵粉15克。

制法：先将黑豆炒香研粉，和入玉米粉、蜂蜜、面粉、鸡蛋、发酵粉，加水和成面团。35℃下保温发酵1.5~2小时。上屉蒸20分钟即熟。

服法：随意食之。

功效：有健胃、保肾、促进红细胞生长的作用。坚持食用可抗衰老。

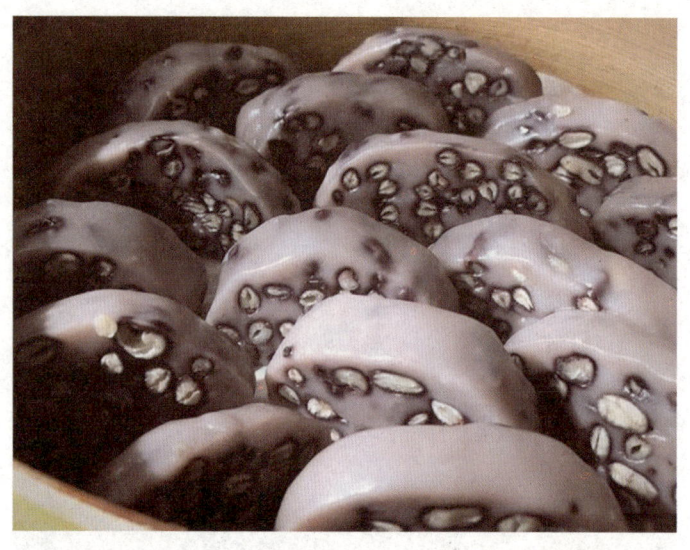

黑豆蜜糕

六、黑豆营养食疗

大豆汁（《肘后备急方》）

原料： 黑大豆250克。

制法： 黑大豆洗净，入锅，加水煮汁，至大豆熟烂，煎液黏稠如饴，停火。饮汁，经常食用。

功效： 利水下气，活血解毒，耐老不衰。

第九章 黑豆补肾

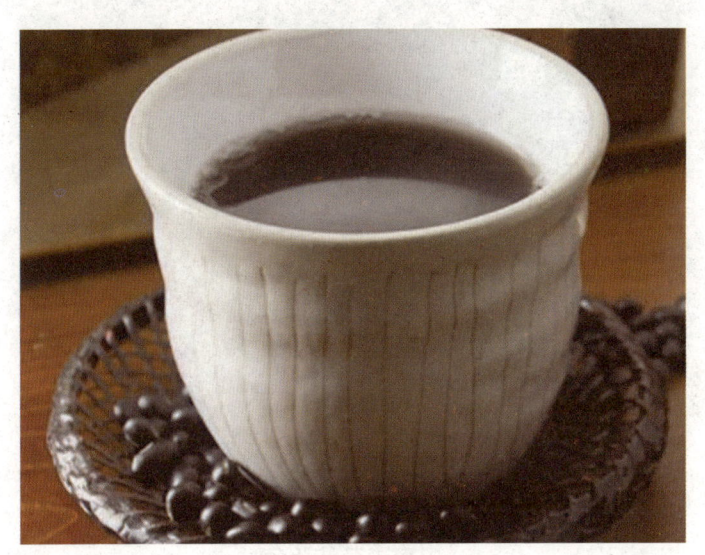

大豆汁

黑豆虫草炖甲鱼（《当代养生文萃》）

原料：活甲鱼1只，冬虫夏草10克，黑豆20克。鸡清汤、料酒、盐、葱节、姜片、蒜瓣大枣各适量。

制法：将甲鱼切成四大块，放入锅中煮沸，捞出，割开四肢，剥去腿油，洗净。冬虫夏草洗净，大枣用开水浸泡，甲鱼放入汤碗中，上放冬虫夏草、黑豆，加料酒、盐、葱节、姜片、蒜瓣和鸡清汤。上蒸笼2小时，取出。

服法：拣去葱、姜，佐餐食，每日2次。

功效：滋阴益气，补肾固精，老年人常食可增强体质，防止衰老，延年益寿。

五豆补五脏：超便捷的五脏调养方

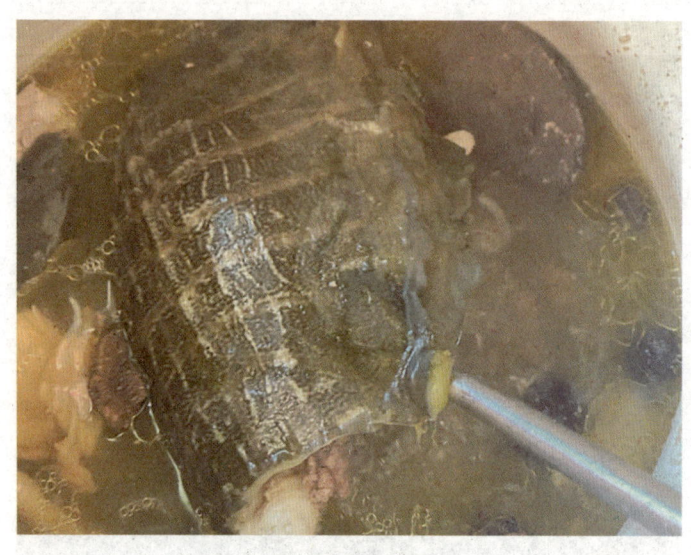

黑豆虫草炖甲鱼

黑豆豆浆

原料：黑豆、砂糖、水。

制法：先将黑豆洗干净，在温水中泡7~8小时，水要淹过黑豆2~3倍高。待黑豆泡软，倒掉泡黑豆的水，把黑豆放入豆浆机（或料理机）中。视豆浆机（或料理机）大小加入适量黑豆，加水不要超过最高水位线。启用豆浆机10多分钟煮开，新鲜的黑豆浆就做好了。如果使用料理机的话打出来的就是生豆浆，要彻底煮熟了才能喝。可按照自己的口味加入适量的糖口感会更好。

功效：益肾气，强身体。

第九章 黑豆补肾

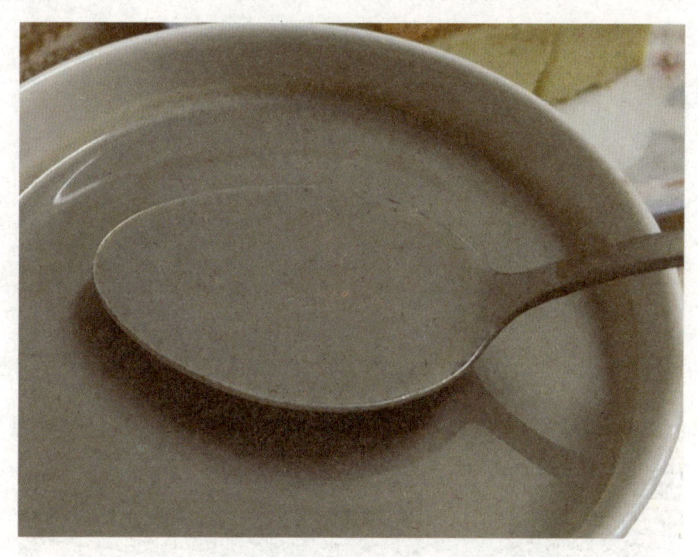

黑豆豆浆

益母草乌豆糖水

原料： 益母草30克，乌豆60克，红糖、米酒各适量。

制法： 益母草、乌豆加清水3碗，煎至1碗，加红糖适量调味，并冲入米酒1～2汤匙，饮用。每天1次，连服7天为1个疗程。

功效： 活血、祛瘀、调经。

民间用以治疗妇女闭经。《闽东本草》亦有记载本疗法。其中益母草，性味辛苦、凉，入心包、肝经。含益叶草碱、水苏碱、益丹草宁等多种生物碱，功能活血，祛瘀，调经。《本草衍义》说它能"治产前产后诸疾，行血养血"。《本草蒙筌》记载它能"去死胎，安生胎，行瘀血，生新血"。《本草纲目》认为它能"活血，破血，调经，解毒"。现代药理实验证明：益母草制剂，对动物

五豆补五脏：超便捷的五脏调养方

的离体子官及在位子官均有兴奋作用。

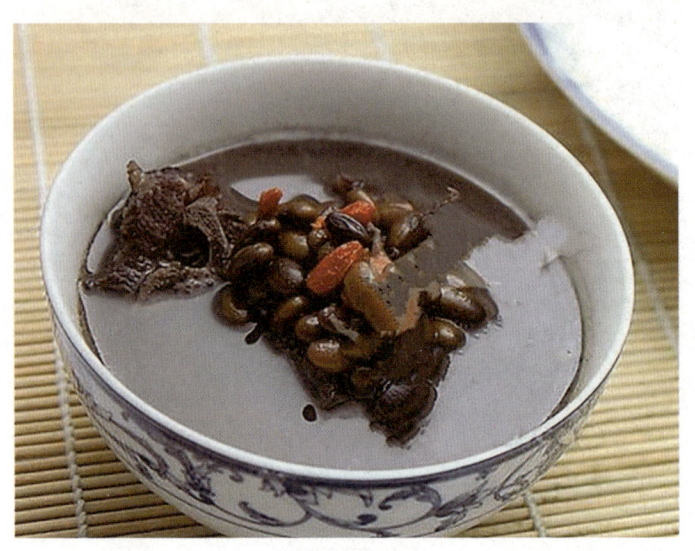

益母草乌豆糖水

首乌黑豆煲鸡脚

原料：鸡脚400克，猪排骨200克，黑豆、何首乌各50克，淮山药25克，红枣10枚，精盐7克。

制法：把黑豆、何首乌、淮山药洗净，用清水浸透。红枣洗净，去核。鸡脚洗净，飞水。猪排骨洗净后，斩件，飞水。

在瓦煲内放入清水3000毫升，烧沸，加入鸡脚、猪排骨、何首乌、黑豆、淮山药、红枣，先用猛火煲30分钟，再用中火煲1小时，然后用慢火煲1.5消失，最后放入精盐调味即成。

第九章 黑豆补肾

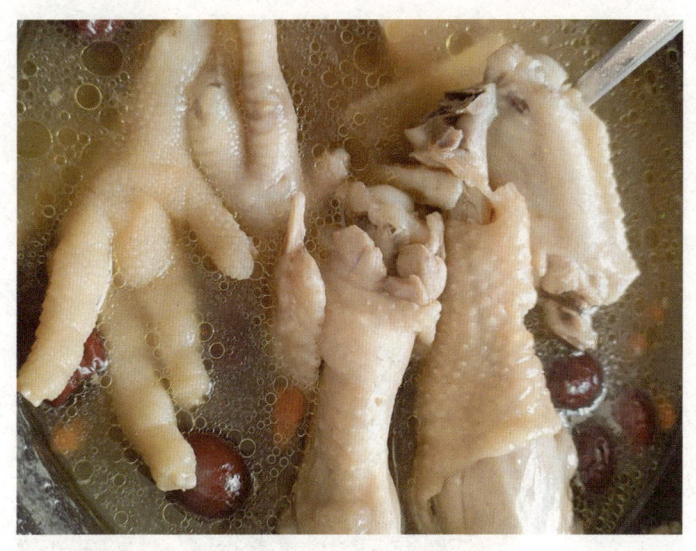

首乌黑豆煲鸡脚

补血莲藕红枣乌豆排骨汤

原料： 莲藕640克，黑豆80克，红枣4枚，陈皮1块，排骨720克。

制法： 莲藕用水洗净，去皮，切件；黑豆去杂质，放入锅中，不必加油，炒至豆衣裂开，用水洗净。红枣和陈皮用水洗净。红枣去核，选煲汤排骨，用水洗净，斩件。加适量水，猛火煲至开，后放入全部材料，用中火煲约3小时，以细盐调味，即可佐膳饮用。

功效： 健脾开胃，补血养颜，强壮身体。

此汤补而不燥，适合一家人日常佐膳饮用。

如小孩子皮肤杂症，稀疏色黄而干枯、肌肉松弛、倦怠乏力、食欲不振，可用此汤作食疗。

五豆补五脏：超便捷的五脏调养方

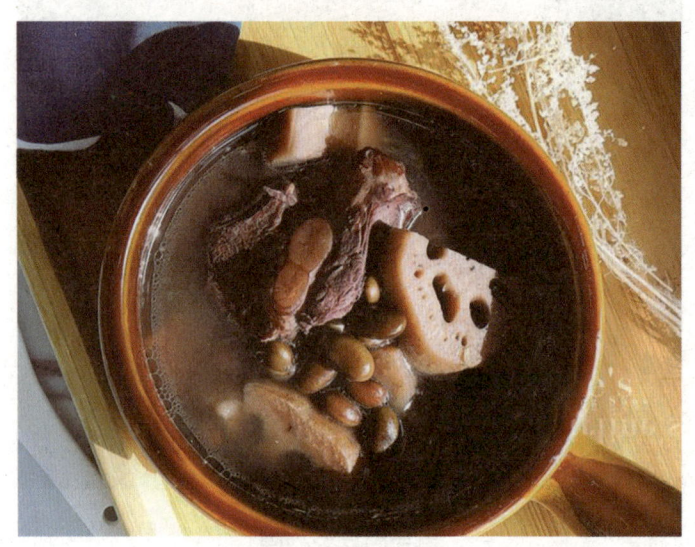

莲藕红枣乌豆排骨汤

滋阴乌豆莲藕红枣老鸡汤

原料： 莲藕640克，黑豆120克，生姜2片，红枣4枚，老母鸡1只。

制法： 黑豆放入锅，不必加油，炒至豆衣裂开，用水洗净，沥干水。老母鸡荡洗干净，去毛，去内脏及去脂肪。莲藕、生姜和红枣用水洗净。莲藕切块。生姜去皮，切片。红枣去核。用适量水，猛火煲至水开，放入全部材料，改用慢火煲约3小时，加盐调味，即可饮用。

功效： 养血补肝，护发黑发。主治血虚头晕。

此汤适合一家人饮用。常以此汤佐膳，可预防须发早白，或因血虚而引起的头晕、心搏加速、失眠、脱发等症状。

第九章 黑豆补肾

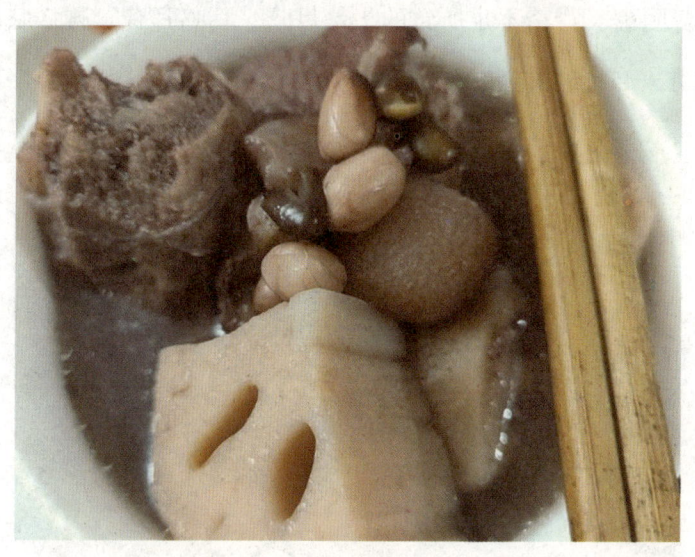

滋阴乌豆莲藕红枣老鸡汤

法制黑豆

配方：黑大豆500克，菟丝子10克，山茱萸15克，墨旱莲10克，茯苓15克，五味子10克，当归10克，枸杞子15克，桑葚15克，地骨皮10克，熟地黄15克，黑芝麻30克，补骨脂10克，食盐适量。

制法：将黑豆用温水浸泡30分钟，备用。将其余中药装入纱布袋内，扎紧袋口，放入砂锅内，加适量的水煎煮，每半小时取煎液1次，放入另盆内，再加水煎煮，如此共取煎液4次，备用。将黑豆放入锅内，加进药煎液，放食盐，先以武火烧沸，再用文火炳至药液干涸。将药液煮过的黑豆晒干，装入瓷罐。

服法：每天取黑豆做菜，或随意嚼食，但每日不得超过60克。

五豆补五脏：超便捷的五脏调养方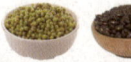

功效：补肾益精，壮骨强筋。

主治：肾阴虚、肾精不足所致的头晕目眩、耳鸣耳聋、腰痛膝软、筋骨无力等症。本方来自《景岳全书》。

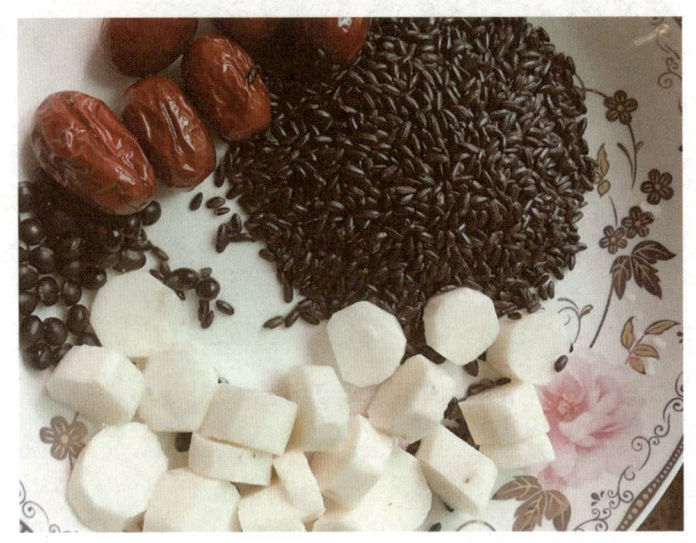

法制黑豆

首乌盐黑豆

原料：黑大豆5000克，何首乌1000克，大青盐60克。

制法：先取何首乌与青盐加水约20升共煮，先武火煮开，文火再煮1小时以上，滤去药渣。取药液与黑豆同煮，药液量以淹没黑豆为度，武火煮半小时，捞出阴至八成干，再加药液煮，再捞出阴干，如此反复9次即成。

服法：平时食用，每次细细咀嚼20~30粒，长期服用，必然获效。

功效：补肾养胃，延年益寿。

第九章 黑豆补肾

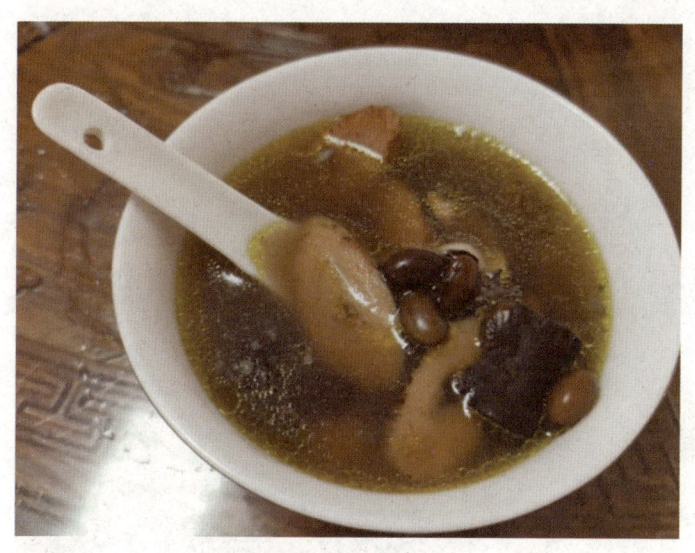

首乌盐黑豆

萝须枣豆粥

原料：胡萝卜100克，玉米须60克，红枣30克，黑豆50克。

制法：胡萝卜洗净切成小块。玉米须放锅中加水适量，煮沸半小时后捞出玉米须不用，然后下红枣、黑豆及胡萝卜块，再煮至豆烂即可食用。

服法：温热空腹服之，每日2次，连服数日。

功效：益气养肝，健脾益肾。适用于肝脾气虚引起的胸胁胀满、神倦乏力、不思饮食、忧郁烦闷等症。

五豆补五脏：超便捷的五脏调养方

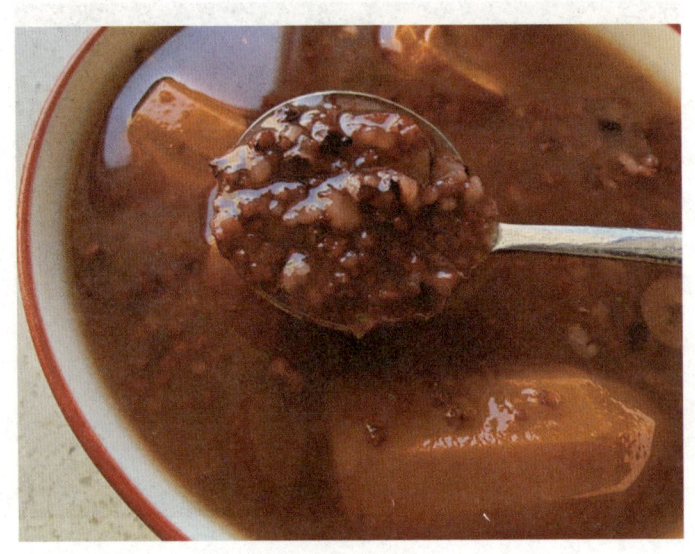

萝须枣豆粥

七、黑豆粥汤药膳

古人认为粥食和煲汤是人世间第一补人之物。

黑豆粥

原料：大米100克，黑豆50克。

制法：将黑豆洗净，去杂质，浸泡4小时；大米淘洗干净。

将黑豆、大米同放铝锅内，加水适量，置武火上烧沸，再用文火煮50分钟即成。

功效：清热解毒，利大小大肠炎患者食用尤佳。

第九章 黑豆补肾

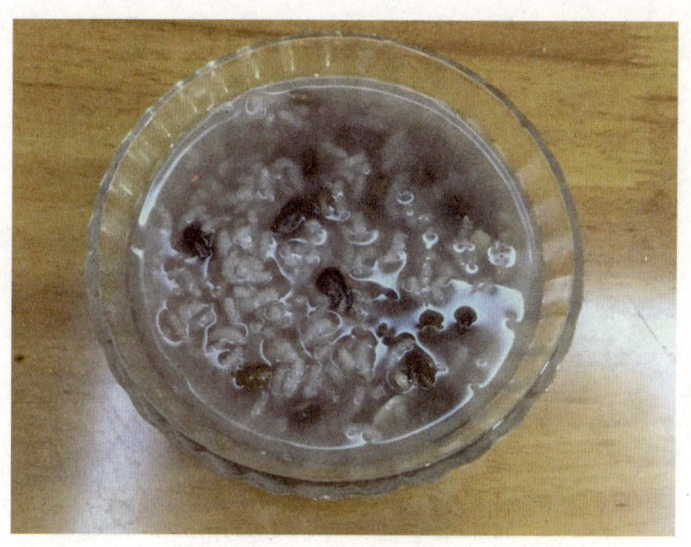

黑豆粥

黑豆独活汤

原料： 黑豆60克，独活10克，米酒20毫升。

制法： 将黑豆洗净，浸涨，同独活一起加水煮至豆烂，取汁加米酒调匀即可。

服法： 每日1次，趁热饮。

功效： 祛风止痛，活血通络。适用于神经性头痛、中风瘫关节炎等症。

五豆补五脏：超便捷的五脏调养方

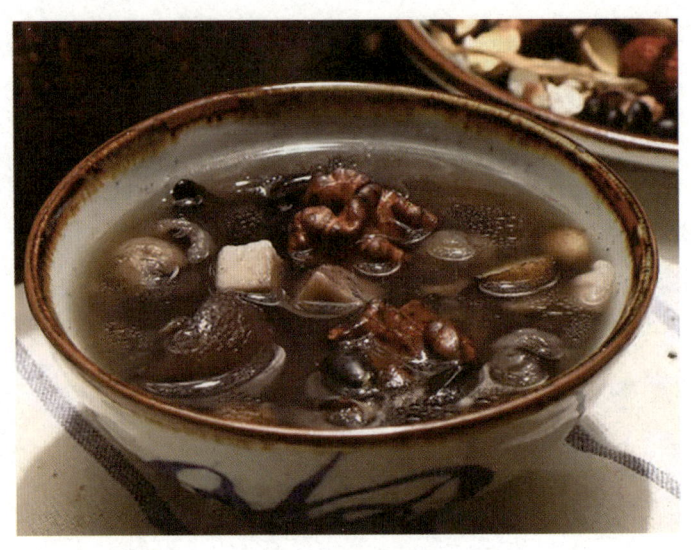

黑豆独活汤

黑豆红枣大碴子粥

原料： 红枣30克，黑豆80克，玉米大碴子500克。

制法： 将红枣、黑豆、玉米碴子分别洗净，待用。先将黑豆、玉米碴子一起入锅，加水，熬40分钟。然后把红枣入锅，再熬20分钟即可。

特点： 此粥颜色紫黑，稠而不烂，口感很好。

功效： 红枣补血，补脾胃，养荣。黑豆含丰富蛋白质、脂肪和胡萝卜素，并含有维生素B1、维生素B2及烟酸等，可活血，利水消谷，止腹胀。玉米碴子温中入脾胃。此粥最适合青壮年食用。

第九章 黑豆补肾

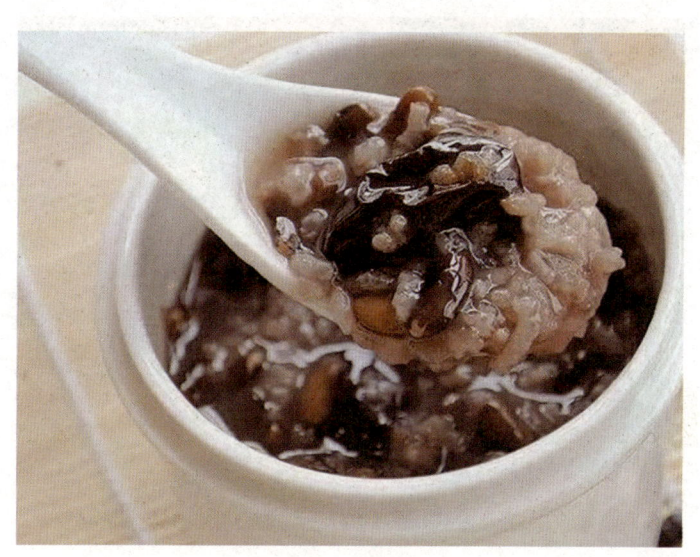

黑豆红枣大碴子粥

黑豆鲤鱼汤

原料： 黑豆40克，鲤鱼1条（约320克），生姜1片。

制法： 黑豆洗净浸3小时。生姜洗净。鲤鱼去鳞、鳃、肠，洗净，起锅，略煎。把原料放煲内，加适量水，猛火煲至滚，后用慢火煲至黑豆软熟，调味即可饮用。

功效： 补肾益精，祛湿消肿，治小便不利。

把黑豆略炒，鲤鱼煎黄后再煮汤，作用可增强。此汤治肾病水肿，小便不利，面色苍白，四肢不温，轻度肾衰竭。

五豆补五脏：超便捷的五脏调养方

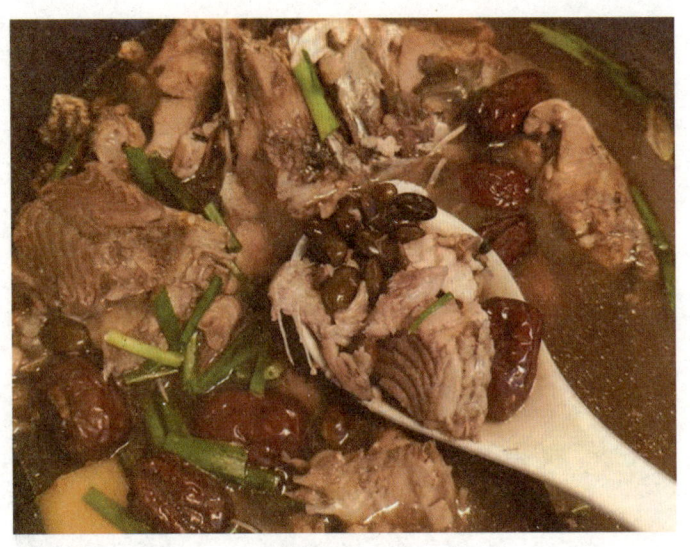

黑豆鲤鱼汤

芪党护发黑豆汤

原料：北芪20克，党参20克，黑豆80克，猪瘦肉240克，生姜2片，红枣4枚。

制法：将黑豆用白锅炒至豆衣裂开，再用清水洗净，沥干。生姜洗净，去皮，切两片。红枣洗净，去核；北芪、党参、猪瘦肉洗净，将以上材料放入浸开的水中，用中火煲3小时，以细盐调味，即可饮用。

功效：补益气血，乌须黑发，强身健体。

北芪和党参都是补气药材。北芪有补脾益气、益气升阳作用。党参补中益气、健脾胃。黑豆滋阴补血、益肝肾、明目、安神。以上材质共同起到补血益气作用。

第九章 黑豆补肾

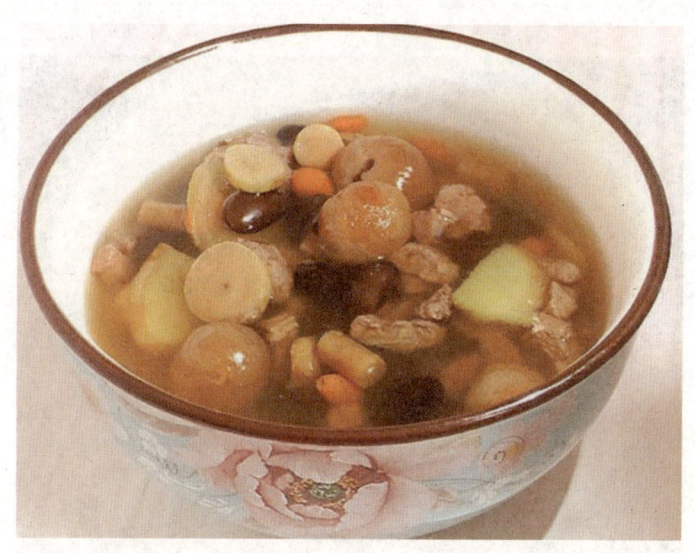

芪党护发黑豆汤

补肝黑豆苁蓉淡菜汤

原料：黑豆150克，肉苁蓉20克，淡菜150克，生姜2片。

制法：黑豆放入铁锅中，不加油，炒至豆衣裂开，再用水洗净，凉干。肉苁蓉、淡菜、生姜分别用水洗净。生姜去皮，切2片。用适量水和生姜2片，猛火煲至水开，再放入黑豆、肉苁蓉和淡菜，中火煲3小时，加细盐调味，即可。

功效：滋补肝肾。主治妇女带下，延缓衰老。经常用此汤佐膳，可补益气血，令面色肌肤红润，防止衰老过早出现；又可补益肝肾，明目，令人眼睛充满神气；也能预防血虚腰痛、妇女白带过多的症状出现。如双目无神，面色苍白，慢性肾炎，小便频数。可以此汤食疗。

五豆补五脏：超便捷的五脏调养方

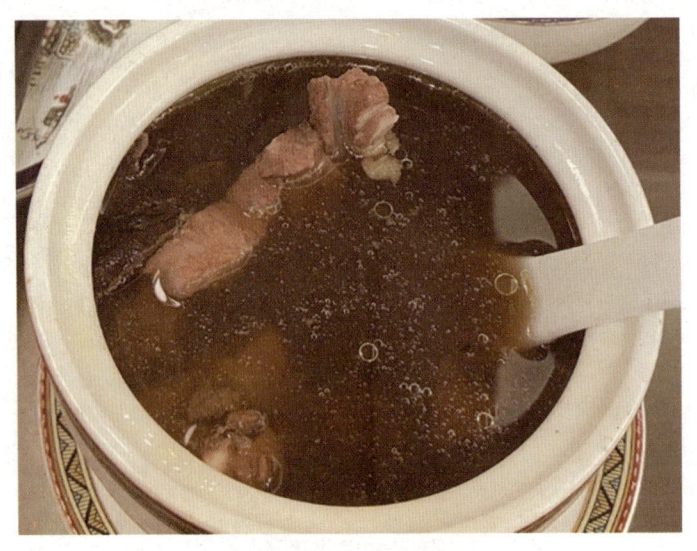

补肝黑豆苁蓉淡菜汤

当归黑豆养颜老鸡汤

原料： 当归头40克，黑豆80克，红枣4枚，生姜2片，老母鸡1只。

制法： 黑豆放入锅中，不必加油，炒至裂开，再用水洗净，沥干水。老母鸡洗净，去毛、去内脏、去肥膏。当归头、红枣和生姜用水洗净；红枣去核；生姜去皮，切片。放适量水于瓦煲内，用猛火煲开，放入全部食材，待水再滚，用中火煲3小时，以细盐调味，即可。

功效： 健脾开胃，补血养颜，祛风散寒。此汤补益功效佳，补血力量强，日常饮用，可补益强壮，又能乌须黑发，增强抗病力。

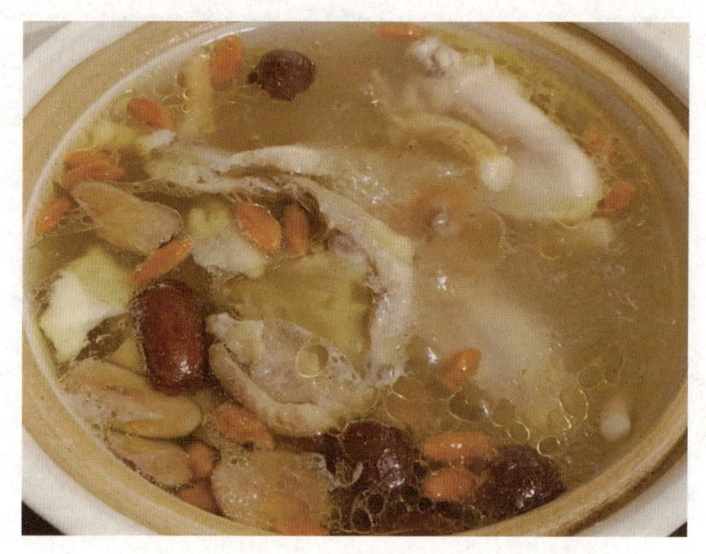

当归黑豆养颜老鸡汤

黄芪黑豆羊肚汤

原料： 羊肚1个，黄芪25克，黑豆40克，盐、胡椒粉、羊肉汤各适量。

制法： 将羊肚洗净切丝，黄芪润透切片，黑豆去杂洗净。将羊肚、黄芪、黑豆、盐同入锅中，注入羊肉汤适量共煮，煮至羊肚熟烂，用胡椒粉调味即成。

功效： 利水退肿，祛风解毒，健脾补虚。

五豆补五脏：超便捷的五脏调养方

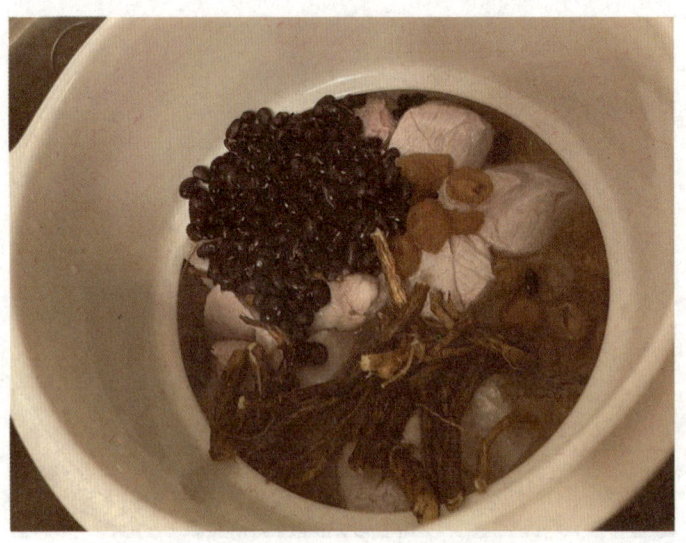

黄芪黑豆羊肚汤